AF463299

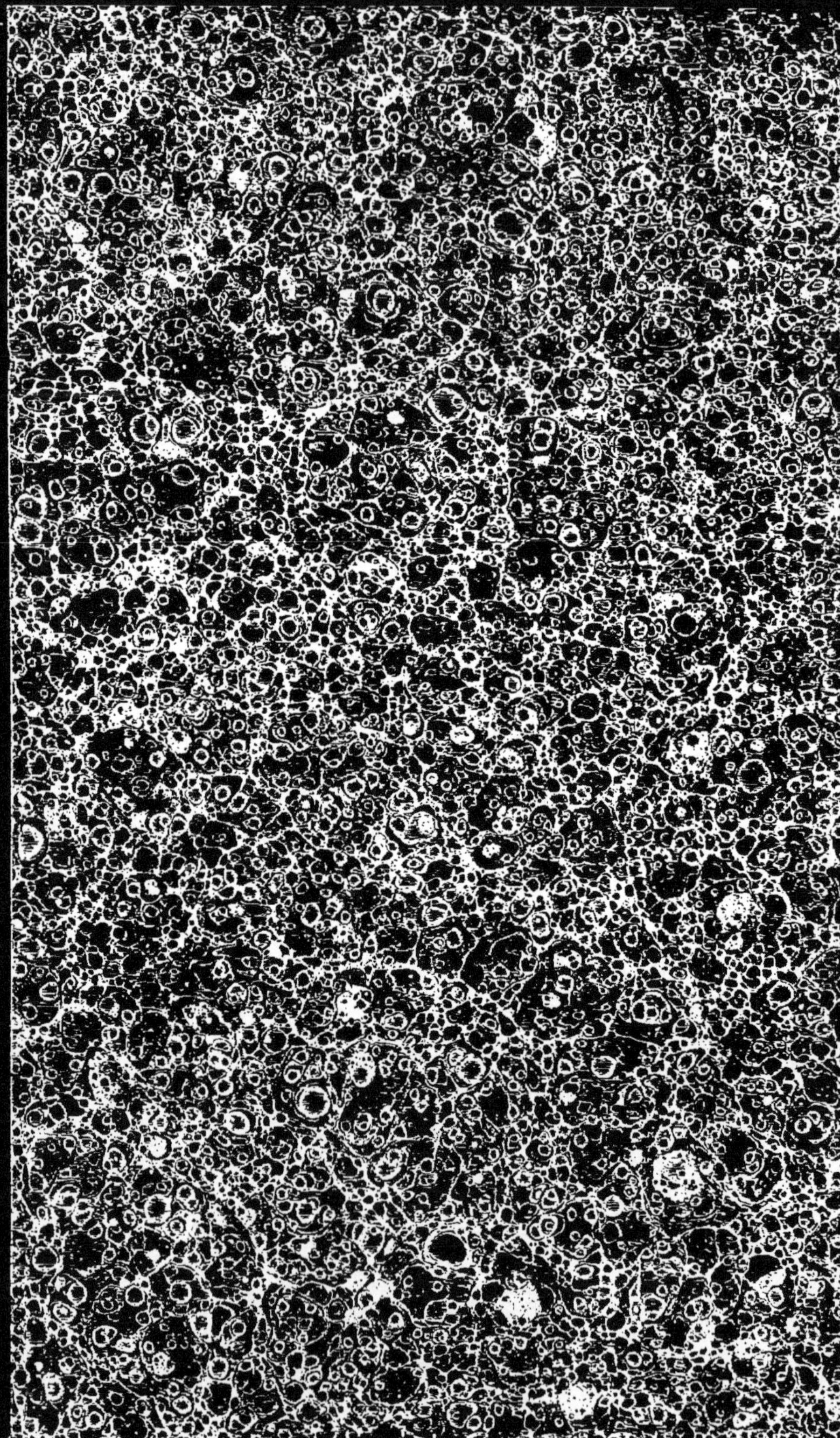

ESSAI

SUR

LA PHRÉNOLOGIE.

OUVRAGES DU MÊME AUTEUR.

TRAITÉ DE LA CATALEPSIE, 1 vol. in-8, Paris.

DES INDICATIONS ET CONTRE-INDICATIONS DE L'OPÉRATION DANS LE TRAITEMENT DES AFFECTIONS CANCÉREUSES, brochure in-8.

DU SUICIDE CONSIDÉRÉ COMME MALADIE, 1 vol. in-8, Paris, 1845.

DE LA PROPRIÉTÉ HÉMOSTATIQUE DU COTON, mémoire présenté à l'Institut (Académie des sciences), Paris, 1847.

ESSAI

SUR

LA PHRÉNOLOGIE

CONSIDÉRÉE

DANS SES PRINCIPES GÉNÉRAUX

ET SON APPLICATION PRATIQUE,

PAR

LE Dr C. E. BOURDIN,

membre de la Société médico-pratique de Paris,
membre correspondant de l'Académie royale de médecine et de chirurgie
de Madrid,
de l'Académie des sciences, arts et lettres de Rouen,
des sociétés de médecine de Tours,
Nancy, Besançon, etc., etc.

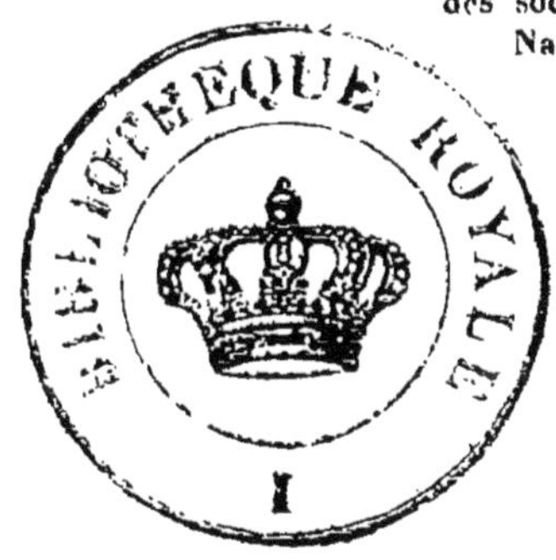

PARIS,

IMPRIMERIE DE Mme Ve BOUCHARD-HUZARD,
7, rue de l'Éperon.

1847

M. le docteur Carrère.

Inscrire votre nom en tête d'un travail aussi modeste que le mien, et le mettre en quelque sorte sous votre patronage en vous le dédiant, c'est prendre une liberté bien grande que votre indulgence saura me pardonner : j'ose y compter, et j'espère que vous verrez dans cette liberté même le vif désir que j'éprouve de vous donner un témoignage public de ma reconnaissance et de mon amitie.

BOURDIN.

OBSERVATIONS PRÉLIMINAIRES.

L'opuscule que je donne aujourd'hui n'est point un traité *ex professo* sur la matière ; c'est simplement l'exposé et l'examen critique des principes généraux de la phrénologie.

L'histoire complète de ce système né d'hier est immense : pour la faire avec tous les développements qu'elle comporte, ce ne serait pas assez d'une brochure de quelques pages; un volume à peine y suffirait. Borné au cadre infiniment restreint d'un article d'encyclopédie, je me suis trouvé dans la nécessité d'effleurer à peine les principes qui servent de base à cette pseudo-science.

J'ai critiqué trois points importants, à savoir : 1° la notion de faculté telle que la comprend le système; 2° la méthode d'observation qu'il préconise avec tant d'enthousiasme; 3° la classification des facultés.

Après avoir démontré que la notion de faculté acceptée et fournie par la phrénologie était fausse, la méthode essentiellement vicieuse, la classification impossible, ma tâche approchait de sa fin.

A la rigueur, et si le temps et l'espace me l'avaient permis, j'aurais pu descendre dans la critique de chaque faculté prise isolément; mais cela était-il bien nécessaire? Après avoir ébranlé, renversé même les bases, l'édifice s'écroulait de lui-même. Fallait-il s'occuper plus sérieusement de l'application pratique vain échafaudage encore debout aux yeux des hommes superficiels? Cela eût été tout bonnement perdre mon temps et ma peine Quiconque croit qu'une science peut exister sans principes ou avec de faux principes restera toujours rebelle à toute démonstration et il faudra désespérer de le convaincre.

M. Flourens, dans un écrit très-remarquable sur le sujet qui m'occupe en ce moment, a caractérisé dans une phrase toute la doctrine de Gall : « Il (Gall) veut, dit-il, que la « partie du cerveau dans laquelle siége l'in-« telligence se partage en plusieurs petits « organes distincts les uns des autres : erreur « physiologique. Il nie l'unité de l'intelli-« gence, il veut que la volonté, que la raison « ne soient que des résultats : erreurs psycho-« logiques. Il ne voit dans le libre arbitre « qu'une détermination forcée et, par consé-« quent encore, qu'un résultat : erreur mo-« rale. » P. 30, *Examen de la phrénologie.* In-12, Paris, 1842.

ESSAI

SUR

LA PHRÉNOLOGIE.

§ Ier. Définition. — Étymologie.

PHRÉNOLOGIE. — Si l'on s'arrêtait à la valeur étymologique du mot, il faudrait définir la phrénologie un système de psychologie (φρήν, *esprit*, et λόγος, *discours*). — Telle n'est pourtant pas l'opinion de la plupart de ceux qui se sont consacrés à l'étude de cette pseudo-science : les uns, à l'exemple de Broussais, veulent qu'on entende par ce mot la physiologie du cerveau ; d'autres, avec M. Fossati, prétendent que la science de Gall comprend « l'anatomie, la physiologie, la patho- « logie du cerveau et du système nerveux, « du crâne, de la forme de la tête, etc., de « l'homme et des animaux. » (*Manuel pratique de phrénologie*, page 1.) Autant de phrénologistes, autant de définitions. Gall avait beaucoup mieux et beaucoup plus nettement défini la phrénologie en disant : « Mon but *véritable* est de déterminer les fonctions du cerveau en général et de ses diverses parties en particulier ; de prouver que l'on peut reconnaître les différentes *dispositions* et *inclinations* par les *protubérances* et les *dépressions* qui se trouvent sur la tête ou sur le crâne. » Nous croyons devoir nous arrêter à cette définition, qui exprime aussi exactement que possible l'opinion des phrénologistes.

Inclinations et protubérances ! toute la science nouvelle se trouve dans ces deux mots. Le père de la phrénologie n'avait pas la prétention de rattacher à son système, et comme lui appartenant en propre, ni les notions générales qu'il empruntait à la physiologie, ni les considérations psychologiques qu'il puisait dans la philosophie des écoles. Si des élèves peu érudits ou trop zélés purent regarder comme nouvelle la psychologie de Gall, des recherches plus approfondies ne tardèrent pas à les détromper.

Tenant compte de la distinction que nous venons de faire, nous pourrions nous contenter d'exposer la partie qui appartient en propre au système ; toutefois nous serons obligé, pour être complet, de suivre ce dernier sur le double terrain des théories et de l'application pratique : une dépendance réciproque les unit.

§ II. But de la phrénologie.

Pour justifier l'attention spéciale que mérite la phrénologie, il suffira de dire le but qu'elle se propose. « Aux conséquences et applications de la phrénologie, dit M. Gaubert, l'un de ses plus fervents initiés, se rattachent les questions philosophiques, les théories générales et spéciales, les améliorations relatives à l'instruction du peuple, aux salles d'asile, à l'enseignement primaire, aux maisons de détention, aux bagnes, aux prisons, aux principes de droit et de législation ; les questions de pénalité, la révision des codes, les mœurs des peuples et les caractères nationaux, les diverses formes de religion, les arts, la politique, l'éducation morale de toutes les classes de la société, *et cætera.* » (*Journal de la Société phrénologique*, janvier 1835.) Ceci est clair.

Ou ce sont là des assertions démontrées, et, par conséquent, dignes du plus haut intérêt, ou bien ce ne sont que des prétentions outrées dont nous devons demander la justification.

§ III. De l'âme selon les partisans du système phrénologique.

La science de la pensée ou psychologie repose essentiellement sur la notion de l'existence de l'esprit. Avancer une pareille proposition, c'est presque confesser une naïveté; nous y sommes cependant contraint, puisqu'on a cru pouvoir donner les lois de la pensée sans croire à l'existence du principe qui l'engendre et dont elle est la manifestation. Sans âme, pas de psychologie : c'est là une observation d'expérience et de sens commun; or que pensent les phrénologistes de la force merveilleuse qui anime l'homme et le fait ce qu'il est? Les uns, frappés des actes intellectuels et moraux, avouent qu'une cause peut ou doit même présider à ces actes; mais, cette cause, ils la regardent comme une vaine hypothèse sur laquelle chacun peut, à sa guise, se former une opinion quelconque. D'autres, et c'est le plus grand nombre, nient positivement l'existence d'un principe indépendant de la matière. Broussais, le chef de cette école, ne laisse pas échapper une occasion d'attaquer cette croyance et de la combattre, tantôt avec le fouet de la satire, tantôt avec l'arme, plus innocente, de la raillerie. Inventer une âme pour expliquer l'homme, c'est, dit-il, mettre un petit homme dans un plus grand ; c'est créer une entité intracrânienne qu'on fait jouer comme une marionnette (*sic*). Il est bien vrai qu'un certain nombre de phrénologistes font à tout propos des professions de foi sur l'existence de l'âme humaine ; mais ces professions de foi révèlent-elles une croyance spiritualiste, ou bien ne sont-elles que l'expression d'un physiologisme grossier ou d'un panthéisme extravagant ? Essayons de démêler la vérité. — Et, d'abord, qu'entend-on par spiritualisme? Notre savant ami le docteur Cerise va répondre à cette question :

« Il ne suffit pas, pour être spiritualiste, d'af-« firmer une substance spirituelle, de procla-« mer l'existence de l'âme ; car le panthéisme « adopte le même langage, et, certes, per-« sonne ne soutiendra que le panthéisme est « la même chose que le spiritualisme. Etre « spiritualiste, c'est avoir foi à la dualité ; à « l'activité *Dieu* et à la passivité *univers ;* à « l'activité *esprit* et à la passivité *organisme.* « Etre spiritualiste, c'est distinguer ce qui « est *instrument* de ce qui est *puissance;* c'est « reconnaître la liberté des actes de l'esprit « et la fatalité des mouvements de la matière ; « c'est, en un mot, distinguer ce qui est la « vie spiritualiste de ce qui est la vie animale « et organique. » (L. Cerise, *Exposé et examen critique du système phrénologique*, 1 vol. in-8, p. 149.) Le spiritualisme, considéré dans son expression la plus large, comprend donc une théorie générale de l'univers, et, sous un point de vue plus restreint, une théorie de la constitution de l'homme ; c'est seulement ce dernier sens qui a été embrassé par la phrénologie : ceci posé, reprenons notre question.

Certains phrénologistes croient rester dans les limites de la foi spiritualiste en rattachant les phénomènes de l'esprit à l'exercice physiologique de la matière, et, par là, en avouant une cause pour un phénomène. Un pareil langage, rapproché, en apparence, de celui des spiritualistes, exprime les idées les plus formellement opposées à celles de ces derniers. Voir dans les manifestations intellectuelles et morales l'action physiologique de la matière, c'est douer cette dernière de propriétés ou plutôt de facultés incompatibles avec sa nature : *video legem in membris repugnantem legi mentis meæ* (SAINT PAUL, *Épître aux Romains*, ch. VII, v. 23) ; de plus, c'est confondre les phénomènes vitaux avec les phénomènes spirituels. L'épithète de *physiologique* ne suffit pas pour échapper à la conclusion matérialiste. Le règne végétal présente des phénomènes vitaux et, par conséquent, des phénomènes physiologiques. Qui songe à lui attribuer une âme? La physiologie est une science aussi matérielle que l'anatomie et la chimie : si elle tient compte d'une inconnue qu'elle appelle *force vitale*, elle ne détache pas cette force de la matière, pas plus que la chimie ne détache de la matière ses inconnues affinité, attraction moléculaire. La phrénologie, en voulant expliquer l'homme moral par la physiologie du cerveau, nie donc implicitement la dualité humaine, et le matérialisme ressort logiquement de ses principes.

Souvent on a fait au système le même reproche que nous lui adressons actuellement; toutefois, disons-le franchement, formulé tel qu'il l'était, ce reproche n'était pas fondé. On ne pouvait se résigner à admettre qu'une petite saillie osseuse de la surface de la tête cachât une partie correspondante du cerveau, partie à la fois siége et *organe* actif d'une manifestation de l'esprit. Cette hypothèse n'avait cependant rien de contraire au spiritualisme. Nous disons qu'on entend avec les oreilles, qu'on voit avec les yeux sans être taxés de matérialisme. Assurément ce n'est pas pour avoir professé que telle ou telle partie du cerveau était affectée à telle ou telle faculté que le système est tombé dans le matérialisme, c'est pour avoir nié l'existence de la cause spirituelle qui gouverne l'homme ou pour avoir dénaturé cette cause en l'identifiant au principe de la vie et les confondant l'une avec l'autre; c'est, en un mot, pour avoir proclamé que l'activité des organes est la source des déterminations et des qualités morales et intellectuelles de l'homme. M. le docteur Delasiauve a donc eu raison de dire que l'âme, les facultés, le libre arbitre n'étaient nullement intéressés à la solution du problème de la pluralité ou de la non-pluralité des organes. (*Examen sur les diverses critiques adressées à la phrénologie.*)

La phrénologie, avons-nous dit en commençant, peut être définie un système de psychologie; et, en effet, elle n'est pas autre chose. Or tout système psychologique se caractérise plus particulièrement d'abord par la notion de facultés, et d'une manière secondaire par la coordination ou la classification de ces facultés. Tel est le point qui doit actuellement fixer notre attention.

§ IV. De la notion de faculté. — Erreurs de la phrénologie relativement à la caractérisation et aux attributions des facultés.

La philosophie accorde le titre de *facultés* aux manifestations libres de l'esprit ayant le double caractère de la primordialité et de l'irréductibilité. La faculté est, en psychologie, ce que le corps simple est en chimie. Lorsqu'on étudie les pensées, les penchants, le caractère, toutes les manifestations intellectuelles et morales de l'homme, on trouve que ces divers actes sont décomposables et réductibles à un nombre limité de modes d'action, modes d'action expliqués par certaines forces au delà desquelles l'esprit scrutateur ne peut plus rien saisir, ce qui constitue, ainsi que le dit M. Lelut, « la limite des pourquoi. » (*Qu'est ce que la phrénologie*, p. 37.) De là un premier élément caractéristique de la faculté. Le caractère de primordialité est aussi nécessaire que celui d'irréductibilité, car, du point de vue général et absolu, la notion de faculté n'est autre que la notion de cause; or toute cause est principe. Nous avons parlé des manifestations libres de l'esprit, et c'est à dessein que nous avons ajouté cette épithète. Les actes qui ont lieu sans conscience, sans volonté peuvent bien constituer des manifestations d'instincts et de sentiments, mais ils ne relèvent pas de facultés véritables. L'idée de faculté entraîne avec elle l'idée de force libre, d'activité volontaire. M. le docteur Cerise s'est appesanti sur ce sujet. « L'homme, dit-« il, n'a pas la *faculté* de sentir....., il n'a pas « la faculté d'éprouver la faim ; il a souvent « faim et soif malgré lui..... ; il n'a pas que « la faculté d'exprimer ses impressions et « ses sentiments par les gestes, par l'accent, « par la voix, par la physionomie, etc., « mais il a la faculté d'arrêter, de diriger ou « de simuler cette expression instinctive. » En effet, nous sommes entièrement passifs dans l'accomplissement de tous les phénomènes dépendants de la sensibilité.

Voyons maintenant ce que la phrénologie entend par faculté fondamentale ou primitive. Spurzheim s'est chargé de formuler l'opinion du système sur ce point; il appelle *primitive* 1° une faculté qui existe dans telle espèce d'animaux et non dans telle autre; 2° si elle varie dans les deux sexes dans la même espèce; 3° si elle n'est pas proportionnée aux autres facultés du même individu; 4° si elle ne se manifeste pas simultanément avec les autres facultés, c'est-à-dire si elle paraît ou disparaît plus tôt ou plus tard; 5° si seule elle peut agir ou se reposer; 6° si seule elle est propagée d'une manière distincte des parents aux enfants; 7° si elle peut conserver seule son état de santé ou de maladie; 8° enfin elle est hors de doute si son organe est démontré par des observations réitérées. Tels sont, d'après le système, les caractères distinctifs des facultés fondamentales. La phrénologie, fidèle à ses principes organicistes, confond ici les facultés avec les fonctions en attribuant aux premières les conditions qui appartiennent aux secondes : elle confond les virtualités physiologiques avec les virtualités psychologiques. Cette confusion est logique, parce que l'opinion matérialiste cherche les caractères distinctifs des facultés uniquement dans l'organe, c'est-à-dire dans la matière. C'est une grande témérité de vouloir expliquer le moral par le physique; c'est, aussi, une grande erreur d'aller chercher, dans celui-ci, les signes caractéristiques du premier. Tout système psychologique qui espère trouver, en dehors des phénomènes propres, les caractères spéciaux de la faculté conclut infailliblement au panthéisme ou au matérialisme.

La phrénologie, après avoir établi des principes propres à caractériser la faculté, a trouvé le moyen de jeter la confusion la plus déplorable dans cette partie de la psychologie. Non-seulement elle a octroyé la qualification de *facultés* à des instincts, à des sentiments, c'est-à-dire à des manifestations à la fois réductibles et secondaires, mais elle a dénaturé complétement la notion de la faculté et a dépouillé de leur caractère les facultés intellectuelles, les seules facultés proprement dites. Voici le procédé : la phrénologie, s'emparant des facultés admises par la philosophie des écoles (perception, mémoire, attention, jugement, Gall, t. IV, p. 319, 325, 327, 328), les décore du titre d'*attributs généraux* et déclare qu'elles appartiennent aux diverses impulsions qu'elle-même reconnaît comme facultés exclusives. Cette manière d'agir est sinon sincère, au moins habile. Reconnaître les facultés de l'entendement, fait palpable qui n'a pas échappé aux observateurs les plus superficiels, c'est faire preuve d'une sorte de bonne observation; mais les considérer comme des degrés d'action ou comme des modes des facultés primordiales, c'est, en faisant fausse route, une manière adroite d'en débarrasser le système. On voulait une coordination nouvelle, il fallait bien rejeter la coordination précédente; copier les autres eût paru fade et n'eût pas piqué la curiosité publique.

Indépendamment des attributs généraux ci-dessus, il en est d'autres encore; ce sont le *désir*, le *plaisir*, la *douleur* et la *passion*. Le *désir*, commencement d'action d'une faculté vers son objet; le *plaisir* et la *douleur*, modes de satisfaction ou de non-satisfaction d'un besoin ou d'un penchant; la *passion*, mode ou degré d'action d'une ou de plusieurs facultés porté, comme le disait Reid, jusqu'à l'exagération et la violence. — Pour établir les attributs intellectuels, la phrénologie n'eut qu'à puiser dans la science; pour les attributs affectifs, au contraire, elle fut obligée de prendre chez elle. De cette façon, elle établissait, d'une main, l'édifice des facultés affectives, caractérisées par une aptitude spéciale pour le plaisir et la douleur, tandis que, de l'autre main, elle détruisait son propre ouvrage en accordant les mêmes aptitudes aux facultés intellectuelles. Il y avait là plus qu'une contradiction, il y avait une erreur. L'expérience apprend, en effet, que la perception, la mémoire, le jugement, etc., ne sont susceptibles ni de plaisir ni de douleur.

Spurzheim, qui, sous certains rapports, compléta Gall, et, sous d'autres, le rectifia, reconnut, par une analyse plus fine, que les facultés affectives étaient dépourvues d'attributs généraux. Selon lui, *la faim ne connaît pas les aliments, ni le courage, son adversaire, ni la circonspection, l'objet de sa crainte, ni la vénération, l'être auquel elle s'adresse.* D'après le même auteur, les facultés intellectuelles perceptives sont seules douées des attributs généraux; non-seulement elles les mettent en œuvre pour leur propre compte, mais elles les tiennent toujours prêts pour le service des instincts et des facultés affectives. Une pareille distinction rendait possible la division des facultés en affectives et intellectuelles; plusieurs critiques la regardèrent cependant comme une subtilité. A ce propos, quelques phrénologistes livrèrent à Spurzheim une guerre à outrance; ils sentaient fort bien que considérer les modes généraux comme exclusivement inhérents aux facultés intellectuelles proprement dites, c'était tout bonnement rentrer, quoique par un sentier détourné, dans le champ de la vieille psychologie; c'était rendre à ces facultés le titre de *primordiales* qui leur avait été un instant enlevé par le système.

La tâche de Spurzheim est restée inachevée. Après avoir dépouillé les facultés affectives des attributs intellectuels de l'ancienne philosophie, il fallait dépouiller les facultés intellectuelles de la phrénologie des attributs caractéristiques des facultés affectives. « Que devient la classification des facultés intellectuelles et affectives, dit M. A. Garnier, si les unes et les autres sont également susceptibles de plaisir, de désir et d'amour? » (*Psychologie et phrénologie comparées*, 1839, p. 111.) — Que penser maintenant des doctrines phrénologiques relatives à la détermination et aux attributions des facultés? l'imperfection de ces doctrines n'est-elle pas palpable? Reconnaître des attributs généraux intellectuels ou affectifs, dire qu'au delà des facultés il existe des qualités fondamentales, n'est-ce pas réduire les facultés elles-mêmes, les faire descendre au rang de manifestations secondaires et réductibles, et, par conséquent, n'est-ce pas reconnaître des facultés de facultés?

§ V. De la méthode phrénologique. — Vices de cette méthode.

Nous avons indiqué les principes généraux qui, selon la phrénologie, président à l'établissement et à la distinction des facultés; arrêtons-nous maintenant à la méthode suivie par le système dans l'application de ces principes. Il n'est pas indifférent de savoir la marche suivie par l'esprit dans la recherche et la démonstration de la vérité. — La phrénologie se vante d'avoir apporté dans la science une méthode nouvelle destinée à rendre la philosophie « positive et invariable » (Spurzheim). Si nous voulions rabattre cette orgueilleuse prétention, il suffirait de citer les variations nombreuses qui existent entre les opinions des docteurs de la phrénologie, même sur les principes capitaux, mais nous avons mieux à faire.

Toutes les philosophies ont pris pour base de la coordination psychologique des facultés l'étude des faits intérieurs; toutes ont professé que l'homme, pour se connaître, devait se replier en lui-même, descendre dans sa conscience et analyser, avec une attention et un soin scrupuleux, les différents actes de l'esprit; elles ont ajouté, en outre,

jue les résultats de cette observation de-
/aient être corroborés par l'observation
l'autrui. Les plus grands philosophes ont
suivi cette méthode. Pour n'en citer qu'un
exemple, rappelons, avec M. Flourens, que
Descartes *s'enfermait dans un poêle*, afin de
pouvoir se recueillir plus facilement et mé-
liter plus à son aise, ses sens n'étant point
agités par des impressions fréquentes ou vi-
ves. La phrénologie procède autrement. Dé-
daignant l'étude approfondie de soi-même,
elle croit pouvoir saisir dans les actes des
utres les motifs de ces actes et les principes
le leur manifestation : de là une différence
ondamentale dans la méthode. S'il nous
tait permis de nous exprimer ainsi, nous
lirions que la psychologie des écoles et la
phrénologie étudient l'homme, l'une de l'in-
érieur à l'extérieur, la seconde de l'extérieur à l'intérieur. Celle-là part de la force
pour expliquer l'acte; celle-ci explique l'acte
par la force qui le produit. Au surplus, on
pourra juger de la différence des méthodes
en comparant la conduite de Descartes avec
elle de Gall. « Je me sers, dans la société, de
plusieurs expédients pour reconnaître les ta-
ents et les inclinations des personnes. J'en-
age la conversation sur des sujets divers.
Nous laissons tomber d'ordinaire, dans la
onversation, tout ce qui n'a que peu ou
oint de rapport avec nos facultés et nos
enchants. Mais, lorsque l'interlocuteur tou-
he l'un de nos sujets favoris, nous y pre-
ons tout de suite un vif intérêt... Voulez-
ous épier le caractère d'une personne sans
ourir le risque de vous tromper, fût-elle
ême prévenue et sur ses gardes, faites-la

causer sur son enfance et sa première jeunesse ; faites-lui raconter ses tours d'écolier, sa conduite avec ses parents, ses frères et sœurs, ses camarades, l'émulation dont elle était animée ; questionnez-la sur ses jeux, etc. Rarement on croit qu'il vaille la peine de dissimuler à cet égard ; l'on ne se doute pas que l'on a affaire à un homme qui sait parfaitement que le fond du caractère reste le même ; que les objets seuls qui nous intéressent changent avec l'âge... Lorsque, en outre, je vois ce qu'une personne apprécie ou méprise, si je la vois agir, si elle est auteur et que je lise son livre, etc., l'homme tout entier est dévoilé à mes yeux. » (T. III, p. 63.) Tels sont les expédients de Gall ; ses successeurs les ont trouvés parfaits et les ont loués outre mesure. Examinons donc quelle peut en être la valeur réelle et efforçons-nous d'assigner à la fameuse méthode empirique si vantée par le système les bornes qui lui appartiennent.

En voulant pénétrer, par l'intermédiaire des actes, dans la conscience d'autrui, Gall croyait rester étranger, hors son intervention comme analyste, dans l'appréciation du fait ; il croyait pouvoir s'établir juge sans prendre une part personnelle, active, inévitable au fait lui-même : c'était une pure illusion. Que l'on soumette un fait quelconque à une réunion d'hommes dont on attend le jugement, l'on se convaincra de suite que tous, selon leur éducation, leurs habitudes, leur âge, leurs principes, c'est-à-dire selon mille conditions, jugeront d'une manière différente. Cela démontre évidemment que l'appréciation des choses se fait, d'une part, en vertu des qualités de ces choses, et, d'autre part, en vertu des dispositions de l'esprit du juge : or ces dispositions sont-elles invariables? L'expérience répond négativement. L'homme n'est pas le même dans les différents temps de sa vie : vingt fois dans le jour il prend un masque différent; vingt fois il change, *omnis homo mendax*. Cela est vrai de l'observateur; cela est également vrai de celui qui est observé : de là un double motif d'erreur presque inévitable. Quand donc on a la prétention de connaître le pourquoi et le comment d'un acte d'un homme, par cet acte même on peut deviner juste, mais on peut tomber dans l'erreur; l'une et l'autre solution sont également possibles, toutes deux dépendent du hasard.

Nous allons plus loin : cette méthode peut accidentellement, ainsi que nous venons de le dire, conduire à l'erreur; bien plus, elle y conduit logiquement. En opérant comme le conseille Gall, on se substitue à celui qu'on examine; on lui prête ses propres sentiments, son intelligence, son éducation, ses principes, sa foi, et l'on juge uniquement son *moi* quand on s'imagine juger le *moi* d'un autre; c'est un transport idéal et involontaire de son individualité dans un autre. Exposer ce procédé, c'est en faire sentir les inconvénients et les imperfections. Disons, par anticipation, que c'est sur une transposition de cette nature que se trouve fondée une branche importante de la phrénologie; nous voulons parler de la phrénologie comparée. Broussais avait cependant aperçu la vérité que nous proclamons en ce moment. « Nous qui possédons la réflexion, dit-il, nous découvrons le but des actes des animaux, mais les animaux ne le voient pas. » (*Cours de phrénologie*, p. 191.) Cela ne l'empêcha pas de suivre les errements de la phrénologie et d'attribuer à la plupart des actes des animaux le même degré d'intellectualité qu'aux actes analogues des hommes. Spurzheim s'était exprimé d'une manière aussi explicite, et il avait rendu un tel mode d'observation impossible en disant que le monde est pour les êtres ce qu'ils en aperçoivent. Les animaux, pourvus de moins de facultés que l'homme, voient donc le monde autrement que ce dernier. Comment employer un criterium unique pour juger des actes qui diffèrent essentiellement?

On peut donc reprocher à la méthode phrénologique 1° d'être tout à fait illusoire en pratique, puisque, en définitive, elle conduit à l'observation personnelle, bien qu'elle proclame l'observation sur autrui ; 2° réduite à ses propres moyens, de donner des résultats dont l'observateur, quelque habile et pénétrant qu'il soit, ne peut jamais être sûr ; 3° de mettre sur le même rang toutes les manifestations spontanées : nous allons développer cette dernière idée. — Les fonctions entrent en exercice sans avoir besoin de l'influence excitatrice d'un agent quelconque ni de la volonté. On a faim sans qu'un aliment éveille ce besoin, sans que la volonté le détermine. La stimulation étrangère et la volonté peuvent sans doute provoquer une fonction et la mettre en jeu ; la vue des aliments appétissants aiguillonne l'appétit ; l'homme d'une volonté énergique commande à ses sens, leur met un frein ou les exalte ; toutefois cette excitation intérieure ou extérieure n'est pas absolument nécessaire à l'accomplissement de l'action. La spontanéité n'est pas spéciale à l'homme, et, dans l'homme, elle ne comprend pas seulement les facultés, elle s'étend à la fois aux facultés et aux fonctions de l'espèce humaine, de même qu'aux fonctions des animaux. Comme le système confond les facultés avec les fonctions, puisqu'il regarde les premières comme le résultat de l'action physiologique du cerveau, il était naturel de soumettre à la même méthode d'observation tous les êtres qui présentent l'une ou l'autre. — Cependant la logique nous montre ici une grande lacune : on se demande pourquoi, avec de tels principes, la phrénologie n'a pas étendu ses préceptes et ses observations aux plantes elles-mêmes. Les plantes ont une circulation, elles respirent, digèrent, dorment; il en est qui présentent des traces de sensibilité et même d'instinct, si l'on en croit J. P. Tupper (*An essay on the probability of sensation in vegetables*, in-8, London, 1817). Pourquoi la phrénologie n'a-t-elle pas classé ces phénomènes de sensibilité et d'instinct? Gall avait pourtant dit : « Toute faculté suppose un organe, » et, par ce mot, il exprimait, comme nous l'avons vu, non-seulement les facultés proprement dites, mais les affections, les sentiments, les penchants, les instincts. Pourquoi donc ces prétendues facultés des plantes ont-elles été oubliées, quand on a fait grâce aux prétendues facultés des animaux? Nous avons le secret du système : si l'on avait pu découvrir dans les plantes quelque chose d'analogue à l'appareil nerveux des animaux, le vide que nous signalons se trouverait comblé. Tant il est vrai que les faux principes et une méthode vicieuse conduisent logiquement à l'absurde.

Nous venons de dire que les animaux avaient trouvé grâce devant le système; la saine philosophie doit-elle accepter cette licence? doit-elle sans protestation laisser élever la bête au niveau de l'homme, ou bien laisser abaisser celui-ci au niveau de la bête? La phrénologie voit dans le règne animal une chaîne non interrompue qui commence aux zoophytes et se termine à l'homme inclusivement. « *L'homme ne doit pas être isolé des animaux, car il n'est que la continuation de la chaîne animée.* » (Gall.) Elle fait à l'homme l'honneur de le considérer comme le premier des animaux, *primus inter pares ;* et elle lui concède cette prééminence sur ses égaux, c'est-à-dire sur les chiens, les moutons, les chats, les oies, etc., en vertu d'une petite portion de cervelle qu'elle lui accorde de plus qu'à ces derniers : encore faut-il dire que cette prééminence même, la phrénologie ne l'accorde pas sans peine. « *Il m'en a coûté plus d'une réflexion*, dit Gall, *pour élever l'homme au rang de roi de la terre.* » Broussais, qui s'était efforcé de prouver la supériorité absolue de l'homme, détruisit sa propre opinion en disant dans son *Cours :* « Les phrénologistes ont refusé d'accorder les qualités supérieures à certains quadrupèdes, les réservant exclusivement pour l'homme : je m'inscris formellement contre cette distinction. » Page 208. Ainsi le système trouve dans une petite portion du cerveau la cause de la suprématie de l'homme. Quelle est la valeur de cette assertion? L'augmentation de la masse du cerveau de l'homme, augmentation dont on argumente, est réelle dans la majorité des cas sans être constante. L'anatomie comparée nous apprend que le moineau, le serin, la linotte, etc., ont, proportionnellement à la grandeur du corps, un cerveau plus grand que celui de l'homme. Certaines espèces animales ont encore le cerveau plus développé, d'une manière absolue, et sillonné d'anfractuosités plus profondes que l'homme lui-même; d'où il faudrait conclure, en suivant les principes phrénologiques, mais en se résignant à ne tenir aucun compte des données de l'expérience la plus vulgaire, que ces animaux sont supérieurs en intelligence à l'espèce humaine. Les exceptions que nous signalons en ce moment ruinent le principe de la phrénologie, et l'on peut nier ce principe en se plaçant sur le terrain du système, c'est-à-dire dans l'organologie; il ne faut donc pas dire que l'homme n'est qu'un pur et simple animal. D'autres raisons viennent à l'appui de la négation que nous opposons à l'affirmation du système. Nous nions qu'il existe entre l'animal et l'homme une différence du plus au moins : il y a entre l'un et l'autre une différence de nature.

§ VI. La phrénologie croit à tort qu'il n'existe aucune différence essentielle entre l'homme et la bête.

Considéré physiquement, l'homme est soumis aux mêmes lois que les animaux, et les fonctions qu'il possède donnent la mesure de son animalité. « Si l'homme n'avait que son « corps, dit avec une raison profonde « M. l'abbé Maupied, il ne serait qu'un ani-

« mal; mais il s'en distingue par quelque « chose de plus élevé qui le fait homme ; son « âme avec ses facultés le sépare à jamais « de l'animal. » L'étude de l'homme physique ne peut servir à établir la différence qui existe entre ce dernier et les animaux; loin de là, si nous établissions un parallèle exact, nous trouverions même que, sous plus d'un rapport, la suprématie appartient à ceux-ci. Les uns, en effet, ont un odorat plus fin, d'autres une ouïe plus délicate; celui-ci court mieux, celui-là digère plus vite, cet autre voit de plus loin : il faut donc chercher ailleurs des caractères distinctifs. Dans l'intelligence et la moralité se trouve la ligne infranchissable que nous signalons en ce moment. — Les animaux ont de la mémoire, ils connaissent certains dangers, profitent de l'expérience, etc.; en un mot, ils font preuve d'une certaine intelligence. Mais en quoi consiste cette intelligence? là est toute la question.

L'appréciation des différences dans la nature des facultés est d'une difficulté extrême. Quand Montaigne faisait jouer sa chatte, il ne savait lequel des deux se jouait de l'autre. Le philosophe sceptique se contentait de poser la question; d'autres, plus osés, ont cherché à le résoudre. L'illustre Buffon a dit avec une grande vérité : *Plus un animal semble montrer d'intelligence, plus il montre d'instinct.* N'est-ce pas, en effet, dans la manifestation des instincts qu'éclate l'intelligence en apparence la plus lucide? Avons-nous besoin de rappeler le travail de l'abeille, celui de la fourmi, l'industrie du castor, celle du mulot (*mus silvaticus*), les ruses des oiseaux de proie, celles des animaux craintifs?

L'intelligence la plus habile ferait-elle mieux? Tous ces actes décèlent pourtant un instinct grossier : l'hirondelle bâtit son nid comme une pendule marque les heures, l'araignée tisse sa toile comme elle digère, comme elle marche, c'est-à-dire sans calcul, sans combinaison, sans intelligence. L'instinct et l'intelligence ont des caractères essentiellement contraires : le premier est « aveugle, nécessaire et invariable ; » la seconde est « élective, conditionnelle, modifiable. » (Flourens.) Toutefois, comme ils se confondent, en apparence au moins, dans certains actes analogues à ceux que nous venons de citer, nous devons chercher un criterium propre à les distinguer ; or l'éducabilité est ce criterium : c'est elle, en effet, qui donne la mesure exacte du degré d'intelligence des animaux.

Lorsqu'on dresse un animal, on le contraint à opérer tel ou tel mouvement en faisant toujours le même signe, ou en renouvelant constamment le même mot; puis, selon l'obéissance ou la désobéissance de l'élève, on ajoute une récompense ou un châtiment. A la longue on finit par rompre l'animal aux habitudes qu'on a voulu lui imposer, et il finit par exécuter, sous l'influence seule du signe extérieur, l'acte auquel on l'a dressé : à ce moment l'éducation est faite. L'observateur amené en présence de l'animal ainsi dressé pourra croire que celui-ci comprend la valeur du commandement, et il le croira réellement s'il néglige de s'enquérir du mode d'éducation employé; de là une observation fausse et des erreurs grossières. Quand on dit à un chien dressé : « Donne la patte, » et qu'il la donne en effet, ces expressions n'ont pas pour lui une valeur grammaticale; elles signifient coup de fouet ou morceau de sucre, c'est-à-dire sensation pénible ou agréable : recevoir l'un ou l'autre le détermine à l'obéissance. Si donc on prend l'animal au début de ce qu'on appelle improprement son éducation, on voit qu'elle s'opère toujours par le même mécanisme, c'est-à-dire par l'association d'une idée (signe ou parole), avec une sensation (châtiment ou récompense). Ce serait en vain que l'on essayerait d'opérer par la parole seule comme l'on fait pour l'homme; ce serait en vain que l'on voudrait apprendre à un cheval, à un chien, ce simple énoncé : deux et deux font quatre; ce serait aussi en vain que l'on voudrait s'appuyer sur une notion acquise pour arriver à une notion plus complexe, ou seulement à une seconde notion, on n'y parviendrait jamais. L'animal, même le plus intelligent, n'associe jamais deux idées pures ou abstraites. Ainsi, et pour conclusion finale, nous dirons que l'association de l'idée, ou plutôt d'une idée avec une sensation, forme à la fois la base et la limite de l'éducabilité, et, par conséquent, de l'intelligence des animaux. Cette association est le nec-plus-ultrà qui forme la barrière entre leur intelligence et celle de l'homme. L'observation précédente, dont nous avons cent fois vérifié la justesse, nous semble propre à limiter la capacité intellectuelle de l'animal en même temps qu'elle nous donne la clef des différences entre elle et celle de l'homme : en effet, l'association d'une idée avec une sensation ne peut donner ni la faculté d'abstraire, ni la réflexion qui amène l'homme à la connaissance de lui-même, ni les conceptions artistiques, ni les données sociales, ni les principes moraux, et, par conséquent, aucune des conditions du progrès.

La ligne de démarcation entre l'homme et l'animal est si bien établie par l'intelligence qu'il semble superflu d'insister sur ce point; nous nous y arrêterons cependant encore, car la moralité fixe mieux le degré de supériorité de l'espèce humaine. L'homme seul est libre; seul, il sait faire la distinction du bien et du mal, du juste et de l'injuste; seul, il a des devoirs envers ses semblables, envers son créateur, et, par conséquent, seul il est en possession de la loi morale. Que les phrénologistes qui assimilent, au degré près, l'animal à l'homme aillent dans les forêts prêcher aux loups, aux lions, aux hyènes, la charité chrétienne, le dévouement, l'abnégation de l'égoïsme, le combat des passions et des entraînements sensuels, le respect de l'autorité, l'amour des parents, le sentiment du devoir, etc., en un mot, qu'ils fassent parvenir à un animal quelconque, à un seul animal, la connaissance et la pratique de la loi morale, et nous nous avouerons vaincu; nous confesserons alors que l'homme n'est que le premier des animaux.

Après avoir discuté et caractérisé le principe général qui domine le système; après avoir suivi ce dernier dans la démonstration erronée de la notion de faculté; après avoir fait connaître les vices de la méthode qu'il proclame, il nous reste à étudier le chapitre de l'application proprement dite. Toutefois, avant d'arriver à ce point, il nous paraît nécessaire d'exprimer, sous forme d'aphorismes, les principes généraux du système plus étroitement liés à la philosophie pratique.

§ VII. Résumé succinct des propositions générales sur lesquelles est basé le système.

La phrénologie enseigne : 1° des facultés et des penchants sont innés dans l'homme et dans les animaux ; 2° les facultés sont non-seulement distinctes des penchants, mais aussi les penchants entre eux sont essentiellement distincts et indépendants ; 3° les facultés et les penchants doivent avoir leur siége dans des parties du cerveau distinctes et indépendantes entre elles ; 4° les facultés fondamentales sont inégalement développées chez le même individu ; 5° les facultés fondamentales ne se développent pas à la même époque ; 6° la manifestation des facultés exige nécessairement l'intervention de l'organisation ; 7° le cerveau est le siége et l'organe exclusif de cette manifestation ; 8° l'intégrité du cerveau est la condition de la manifestation des facultés ; 9° l'organisation cérébrale est-elle défectueuse, la faculté manque ou est troublée ; 10° la lésion de tous les organes autres que le cerveau n'entraîne pas nécessairement la perte des facultés ; 11° la puissance des manifestations est en rapport avec les conditions anatomique et dynamique du cerveau ; 12° ainsi, pour apprécier convenablement le mode d'existence des facultés, il faut tenir compte, indépendamment du développement matériel, du degré d'activité des organes ; 13° ainsi on a remarqué que les facultés suivaient, dans leur manifestation, selon les âges, les sexes, etc., un progrès en harmonie complète avec le développement du cerveau lui-même; 14° chaque faculté a une mimique qui lui est propre.

« Les organes, qui ont leur siége dans les régions inférieures du cerveau, dit Gall, lorsqu'ils agissent avec énergie, portent de haut en bas la tête, dépriment et raccourcissent le corps.

« Ceux des organes, qui sont placés dans les régions supérieures du cerveau, lors de leur action énergique, élèvent la tête et tout le corps.

« Les organes placés dans les régions supérieures-postérieures du cerveau dépriment la tête et tout le corps en arrière, de haut en bas.

« Les organes placés dans les régions inférieures-antérieures du cerveau dirigent la tête et tout le corps en avant et vers le bas.

« Les organes placés dans les régions supérieures-antérieures du cerveau élèvent la tête et tout le corps et les portent en avant.

« Les organes placés à la partie supérieure-postérieure du cerveau élèvent la tête et le corps et les portent en arrière.

« Les organes placés dans les régions inférieures du cerveau, en ligne perpendiculaire avec le grand trou occipital, abaissent perpendiculairement la tête et tout le corps.

« Les organes placés dans les régions supérieures du cerveau, perpendiculairement au-dessus du grand trou occipital, élèvent perpendiculairement la tête et tout le corps.

« Lorsque les organes jumeaux de chaque fonction agissent simultanément, la tête et tout le corps se meuvent symétriquement d'avant en arrière, de bas en haut, etc., suivant que l'organe qui agit est placé dans les régions antérieures, postérieures, supérieures ou inférieures du cerveau.

« Lorsqu'il n'y a qu'un des deux organes pairs qui agit, la tête et le corps se meuvent du côté où est placé cet organe, de haut en bas, de bas en haut, d'avant en arrière, d'arrière en avant, selon que l'organe agissant est placé dans la région inférieure, supérieure, antérieure ou postérieure du cerveau.

« Lorsque les deux organes pairs agissent alternativement, la tête et le corps font alternativement les mouvements conformes à leur action, tantôt d'un côté, tantôt de l'autre.

« Lorsque les organes pairs, ayant leur siége dans l'axe perpendiculaire du cerveau, agissent alternativement, la tête se meut sur son pivot de droite à gauche et de gauche à droite, de haut en bas ou de bas en haut, selon que l'organe agissant est situé dans la partie supérieure ou dans la partie inférieure du cerveau. » (*Sur les fonctions du cerveau*, t. V, p. 444.)

15° Le cerveau est un composé d'organes; 16° la pluralité des organes explique la pluralité des facultés; 17° il y a d'autant plus de facultés que le cerveau est plus complexe; 18° il n'y a d'organes que pour les facultés et non pour les attributs généraux; 19° chaque individu possède tous les organes, mais tous les organes ne sont pas également développés chez tous les hommes; 20° il y a deux organes pour chaque faculté, un dans chaque hémisphère; 21° la puissance d'un organe, toutes choses égales d'ailleurs, est en raison directe de son développement;

22° de la différente distribution des différents organes et de leur développement résultent des formes différentes du cerveau; 23° de l'ensemble et du développement d'organes déterminés résulte une forme déterminée, soit de tout le cerveau, soit de ses parties, soit de ses régions partielles; 24° depuis la formation des os de la tête jusque dans l'âge le plus avancé, la conformation de la surface interne du crâne est déterminée par la conformation extérieure du cerveau : on peut donc être assuré de certaines facultés et de certains penchants tant que la surface extérieure du crâne s'accorde avec la surface intérieure, ou bien tant que celui-ci ne s'éloigne pas des déviations connues; 25° le volume d'un organe se mesure par sa largeur appréciable à la surface du crâne et par sa longueur appréciée par l'espace compris entre le conduit auditif et la surface extérieure; 26° pour reconnaître les facultés qui ont des organes, il faut comparer le développement anatomique de la tête avec l'énergie des penchants; le même procédé sert également pour distinguer le siége respectif des organes; 27° lorsqu'une saillie de la tête, ou une protubérance, selon l'expression de Gall, coexiste constamment avec une faculté, la phrénologie affirme un rapport entre les dispositions organiques et le phénomène psychique.

Tels sont les principes les plus généraux sur lesquels est basé le système. Maintenant nous allons entrer d'une manière plus immédiate dans le domaine des faits proprement dits, en suivant la classification indiquée par Spurzheim, adoptée par Broussais et la plupart des docteurs de la phrénologie.

A l'imitation de ces derniers, nous rangerons chaque faculté sous un numéro d'ordre correspondant au numéro de la planche ci-jointe. La tête modèle dont on se sert pour la démonstration de la phrénologie est une tête tout à fait idéale. On a essayé de donner un spécimen d'un développement à peu près égal de tous les organes, et par conséquent, phrénologiquement parlant, de toutes les facultés. Les hommes doués d'une organisation de cette sorte ne sont remarquables ni par de grandes qualités, ni par de grands défauts; propres à une foule d'emplois, ils sont destinés à une médiocrité infaillible en toutes choses.

§ VIII. **Division des facultés d'après Spurzheim.**

Spurzheim établit deux grandes divisions des facultés ; la première se composant des *facultés affectives*, la seconde des *facultés intellectuelles*.

Les facultés affectives se subdivisent en deux genres. — 1er GENRE. *Facultés communes à l'homme et aux animaux* (amativité, philogéniture, destructivité, affectionivité, convoitivité, secrétivité, circonspection, approbation et amour-propre). — 2e GENRE. *Facultés affectives propres à l'homme* (bienveillance, vénération, fermeté, devoir, espérance, merveilleux, idéalité, gaieté, imitation).

Les facultés intellectuelles sont subdivisées en trois genres : — 1er GENRE. *Facultés ou sens intérieurs, qui font connaître les objets extérieurs* (individualité, étendue, configuration, consistance, pesanteur, coloris); — 2e GENRE. *Facultés qui font connaître les re-*

lations des objets en général (sur des localités de la numération de l'ordre, des phénomènes, du temps, de la mélodie, du langage artificiel). 3e GENRE, *facultés réflectives* (comparaison, causalité).

§ IX. Définition et siége des facultés selon le système phrénologique.

N° 1. *Amativité* (Spurz.), *érotisme* (Broussais), *amour physique* (Gall) Instinct qui porte les individus à se rechercher et se rapprocher pour l'œuvre de la conservation de l'espèce. Cet instinct a son siége dans le cervelet, par conséquent à la partie postérieure et inférieure de la tête.

N° 2. *Philogéniture* (Spurz.), *amour de la philogéniture*. Instinct qui porte l'homme et les animaux à prendre soin du produit de la génération. L'organe de cette faculté, situé à l'extrémité postérieure des lobes cérébraux et, par conséquent, au-dessus du cervelet, détermine, lorsqu'il est très-developpé, une double proéminence ou une saillie unique. Cette disposition rend la tête très-allongée. Gall prétend avoir reconnu que cet organe est plus développé dans les femelles que dans les mâles.

N° 3. *Habitativité* (Spurz.), *organe du choix des lieux* (Vimont), *concentrativité* (G. Combes). Organe situé au-dessus de la philogéniture et au-dessous de l'estime de soi. La faculté de cet organe a été le sujet de vifs débats entre les partisans du système. Tandis que les phrénologistes français le regardent comme une impulsion instinctive qui force les animaux et l'homme à habiter des lieux déterminés, leurs confrères d'outre Manche le regardent comme une faculté toute philosophique, moyen « de concentration d'action pour les autres organes, pour un organe quelconque, particulièrement pour les intellectuels. » *Broussais*. M. Vimont, frappé des raisons des uns et des autres, a coupé la pomme de discorde et d'un organe en a fait deux : à l'un il a attribué l'instinct du choix des lieux ; à l'autre la faculté de *forcer les autres facultés à continuer leur action*.

N° 4. *Attachement* (Broussais), *affectionivité* (Spurz.), *amitié* (Gall), *adhésivité* (Combes). Situé en dehors et un peu en haut de celui de l'amour des enfants et de celui du choix ou de l'amour des localités. Lorsqu'il est très-développé, il élargit la partie postérieure un peu latérale et moyenne de la tête, en formant en cet endroit de grandes éminences annulaires ou en segments de sphère. Cet organe est le siége de la faculté qui porte l'homme à l'amitié, et, ajoute Broussais, à l'amour de l'espèce, et, par conséquent, il sert de base à l'association des hommes. De plus et par extension, on considère encore comme constituant cette faculté la tendance à s'attacher aux animaux et même aux objets matériels qui ont appartenu à nos amis ou qui nous ont servi longtemps. Cette faculté se retrouve dans un grand nombre d'animaux. « Le chien aime son semblable, mais il aime davantage l'homme et, de plus, il le respecte. » Le mariage et la sociabilité sont sous la dépendance immédiate de cette faculté.

N° 5. *Combativité* (Spurz.), *penchant aux rixes*, *organe de la rixe ou du courage* (Gall), *défensivité* (Fossati), *audace*, *courage*. Cette faculté fondamentale est, d'après M. Fossati, l'instinct de la défense de soi et de sa propriété, et, d'après Broussais, la tendance à la répulsion non-seulement de tout outrage, mais de toute contradiction. Lorsque la faculté est énergique ou stimulée, elle s'exalte, et, au lieu d'attendre l'obstacle, elle va le chercher; au lieu de répondre, elle provoque la dispute et, au besoin, le combat. M. Fossati connaît un combattant de juillet qui s'est battu en amateur (*sic*) uniquement pour le plaisir de se battre, *Manuel*, p. 267. Ce n'est absolument que cette seule faculté, disent les phrénologistes, qui empêche l'établissement de la paix universelle. L'organe siége de cette faculté est situé un peu au-dessous de celui de l'attachement et se manifeste par une proéminence bombée, une proéminence en segment de sphère, placée derrière les oreilles et un peu au-dessus d'elles.

N°. 6. *Destructivité, organe de l'instinct carnassier*. On a placé cet organe « dans une circonvolution allongée, horizontale, couchée immédiatement au-dessus de l'oreille, en avant de l'organe du courage, en arrière du choix des aliments. » Lorsqu'il est très-développé, il élargit la tête au-dessus des oreilles en formant en ce point une proéminence bombée. L'impulsion primitive de cet organe est un besoin de destruction destiné à procurer des moyens d'alimentation; or, ce besoin de destruction, c'est toujours le même, quel que soit, d'ailleurs, l'objet auquel on l'applique. Tuer un animal, cueillir un fruit, c'est toujours détruire; dans l'un et l'autre cas, c'est obéir à l'instinct carnassier. Contenue dans des bornes convenables, cette faculté ne dépasse pas la limite des besoins de la nutrition ; exagérée ou dépravée, elle constitue le plaisir de la dévastation des propriétés ; enfin, portée au degré le plus élevé, elle devient la destruction pour le plaisir de la destruction.

N° 7. *Secrétivité* (Spurz.), *ruse*, *finesse*, *savoir-faire* (Gall). M. Fossati regarde cette faculté comme la connaissance instinctive des moyens pour atteindre un but : définition inadmissible et sujette à critique. D'autres phrénologistes la considèrent comme une tendance à se cacher, à dissimuler ses pensées et ses projets. C'est cette faculté qui donne les moyens obliques de vaincre les difficultés et d'échapper à son ennemi ; elle sert souvent, dans le cours de la vie, à tout le monde ; mais elle est indispensable au comédien et au diplomate : nous parlons d'après la phrénologie. — L'organe de la secrétivité fait partie d'un groupe de circonvolutions qui appartiennent en partie à la circonspection, faculté avec laquelle elle a de nombreux rapports ; il est situé au dessus et un peu en avant de l'organe de la destructivité, et détermine sur le crâne une proéminence bombée et allongée d'arrière en avant.

N° 8. *Acquisivité* (Spurz.), *sentiment de la propriété* (Gall), *instinct du vol*, *convoitivité*. Sentiment de la propriété et, comme le dit M. Lelut, amour de son propre avoir, tel est le caractère général de cette faculté. Acquérir n'est qu'un mode d'action de cette faculté. Si l'organe est peu développé, l'homme est dissipateur ; si le développement est moyen, l'homme est économe ; si le développement est considérable, l'homme devient collecteur, puis avare. L'acquisition pour l'amour de l'acquisition, sans motif plausible, est-ce autre chose que l'avarice? Selon quelques phrénologistes, cette faculté, portée à un degré élevé, provoquerait le désir de posséder le bien d'autrui; d'autres regardent, au contraire, ce mode d'action comme le résultat d'un trouble physiologique. L'organe dont il est actuellement question se trouve à l'angle antérieur inférieur du pariétal, au-dessus de celui de la ruse, au-dessus et en avant de celui de la destructivité, formant une proéminence bombée et allongée, qui s'étend jusqu'au bord externe de l'arcade orbitaire supérieure.

N° 9. *Constructivité* (Spurz.), *sens de la mécanique*, *sens de la construction*, *talent de l'architecture*, *sens des arts*. Cette faculté conduit l'homme à se bâtir une maison, comme l'abeille à construire son alvéole; la fourmi à creuser sa galerie souterraine, l'araignée à tisser sa toile, l'oiseau à faire son nid; elle fait les mécaniciens, les architectes, les peintres, les sculpteurs, les modistes, les coiffeurs, et les voleurs habiles qui fabriquent des fausses clefs ouvrent les portes et les coffres-forts. — On rencontre son organe à la partie externe et inférieure de l'os frontal, sous le muscle temporal, immédiatement au-dessus de la suture sphéno-temporale, un peu plus bas que l'organe de la tactilité, derrière celui de la musique.

N° 10. *Estime de soi*, *orgueil* (Gall), *indépendance* (Fossati), *confiance en soi-même* (A. Garnier). L'impulsion primitive de cette faculté n'a besoin que d'être signalée pour être comprise ; elle correspond exactement à ce que les moralistes appellent l'amour-propre. La faiblesse de cette faculté conduit les hommes à la modestie, au caractère humble, à l'obéissance passive. Dans le cas contraire, elle s'annonce par la présomption, l'orgueil, la hauteur du caractère. — Son organe correspond à l'angle postérieur et supérieur des pariétaux, et se trouve en rapport de voisinage avec ceux de l'amour des enfants, de l'approbativité et de la fermeté.

N° 11. *Approbativité* (Spurz.), *vanité* (Gall), Désir de l'approbation d'autrui, jouissance et amour de cette approbation, telle est l'impulsion primitive de cette faculté. « L'approbativité est la source de l'émulation, du point d'honneur, de l'amour de la gloire ; elle est aussi celle de la vanité, de la coquetterie, de l'ostentation. » — L'organe est placé au-dessous de l'estime de soi, correspondant, en arrière, avec l'organe de l'attachement, en avant avec la conscience, et, extérieurement, avec la circonspection ; il se manifeste sur le crâne par deux grandes proéminences saillantes en segment de sphère.

N° 12. *Circonspection*, *prévoyance* (Gall), *prudence*. Ayant son siége dans la partie la plus saillante des pariétaux, à l'endroit où la tête est ordinairement le plus large. Le développement de cet organe forme une proéminence correspondant plus spécialement à la partie supérieure et postérieure de ces pariétaux. Broussais, qui, si on l'en croit, avait fait un travail très-suivi sur cet organe, dit que la faculté qu'il représente comme impulsion primitive est de restreindre les manifestations intellectuelles, morales et instinctives;

par conséquent, elle serait une faculté de cohibition. La plupart des phrénologistes confondent simplement cette impulsion avec la prudence. Si la faculté se développe en excès, elle produit, en général, l'hésitation, la timidité ; si elle fait défaut, elle constitue l'étourderie. M. Fossati a eu aussi une idée à ce sujet ; il prétend que cette faculté fondamentale, donnée par la nature à la généralité des animaux et à l'homme, est celle de leur faire *prévoir d'avance*, mais sans raisonnement, ce qui peut leur arriver de favorable ou de préjudiciable, et, pour cette raison, il voudrait lui donner le nom de *prévoyance*.

N° 13. *Bienveillance*, *bonté*, *débonnaireté*, *laisser aller* (Gall). Sentiment de plaisir provoqué par le bonheur des autres ; satisfaction agréable de participer à ce bonheur ; désir de voir ses semblables heureux : telles sont les impulsions primitives de cette faculté. On comprend de suite dans quel ordre d'idées et d'habitudes une pareille influence entraîne. Les mots de *sensibilité*, de *pitié*, d'*humanité*, de *bienfaisance*, de *clémence*, de *philanthropie*, de *sympathie*, de *charité* expriment, sous certains points de vue, l'idée générale de bonté, que caractérise cette faculté. Cependant Gall regardait la bonté comme manifestation et non comme impulsion de la faculté. Le défaut de l'organe produit l'indifférence et l'égoïsme ; son excès, la trop grande confiance et la prodigalité ; son juste développement, le plaisir de faire le bien. — Organe placé en avant de la fontanelle, vers la partie supérieure moyenne du front ; en rapport, en bas et en avant, avec la comparaison, sur les parties latérales avec la mimique.

N° 14. *Vénération, sens de Dieu et de la religion* (Gall). Faculté dont le nom indique nettement le caractère. — Organe situé au milieu de la tête au-dessus et en arrière du précédent, en avant de la fermeté, correspondant latéralement avec l'espérance.

N° 15. *Fermeté, constance, persévérance, ténacité dans le caractère.* Certains phrénologistes croient même que cette faculté étend son influence à toutes les facultés, et qu'elle leur donne l'énergie nécessaire pour opérer d'une manière persévérante. Broussais, par exemple, est de cet avis. « Nous ne trouvons point ici, dit-il, un sentiment spécial, mais une qualité des sentiments quels qu'ils soient, comme aussi des facultés de l'intelligence, » p. 357. Lorsque l'organe est faible, l'individu cède facilement à toutes les influences ; il est toujours incertain, inconstant et indécis. L'organe est-il fort, l'individu est résolu, ferme, constant, opiniâtre même, d'une persévérance indomptable. — Situé entre les organes de la vénération, en avant; de l'estime de soi, en arrière; de la justice, sur les côtés : forme une protubérance bombée en segment de sphère.

N° 16. *Conscienciosité* (Spurz.), *conscience* (Broussais), *justice* (Fossati). Sentiment du juste et de l'injuste, principe du devoir en général : faire le bien, fuir le mal, par pur amour de la justice et pour notre propre satisfaction, telle est l'impulsion primitive de cet organe. Le défaut de cette faculté laisse le libre champ aux penchants les plus forts et aux passions. Le développement excessif doue les hommes d'un noble et haut caractère, sévères dans leur conduite, pleins de dignité, fidèles observateurs de la loi ; en un mot, elle fait les sages. — Siége probable : milieu d'un cercle formé par les organes de la fermeté, de l'approbativité, de la circonspection et de l'espérance.

N° 17. *Espérance.* Faculté, ainsi que la précédente, non admise par Gall ; le mot définit la faculté. — Située de chaque côté de la fermeté, en avant de la justice, en arrière du merveilleux.

N° 18. *Merveillosité* (Spurz.), *tendance au merveilleux* (Broussais), *esprit poétique* (Gall). Amour de ce qui est nouveau, étrange, surnaturel, fantastique ; croyance aux merveilles, aux miracles, aux sortiléges, à la magie.— Voici comment Broussais explique le siége de cet organe : la circonvolution allongée qui lui donne naissance « se trouve placée aux parties supérieures, antérieures et latérales du crâne, se prolongeant depuis le haut du front, de chaque côté sur le sommet de la la tête jusqu'à l'organe de l'espérance ; on voit, le long de son bord externe, la vénération en arrière et l'imitation en avant, car elle égale presque les deux en longueur ; son bord externe correspond à l'idéalité ou imagination ; enfin son extrémité antérieure vient à fondre dans la gaieté, et répond au côté externe de la causalité. Lorsque cette circonvolution est fortement développée, elle soulève, de chaque côté, les parties antérieures et supérieures de la tête, et, se terminant aux régions supérieures du front, elle forme une espèce d'angle saillant qui rend le front carré; lorsque la mimique et la bienveillance ont élargi le haut du front, ces éminences représentent deux espèces de cornes. » Pag. 389.

N° 19. *Idéalité* (Spurz.), *poésie* (Gall), *poé-*

tique (Fossati), *sens du goût dans les arts et esprit poétique* (Vimont). Le goût, le désir du beau, du bien, de la perfection d'une œuvre, la passion de produire ce qui excite l'admiration, l'émotion qui se rattache à la satisfaction de l'œuvre voisine de la perfection. Les phrénologistes sont fort divisés sur la tendance et la nature de cette faculté. — L'organe poétique est, dit M. Lelut, placé en assez mauvais voisinage, au-dessus du vol et de la propriété, cette propriété qui vient si rarement aux poëtes ; il forme un bourrelet proéminent qui commence à peu près à la moitié de la hauteur du front en avant et au-dessus des tempes.

N° 20. *Gaieté* (Spurz.), *esprit caustique* (Gall), *esprit de discrimination* (Vimont), *esprit de combinaison*. L'organe dont il s'agit a été considéré tantôt comme l'organe de la gaieté franche et sincère, tantôt comme celui de la causticité, tantôt comme celui du discernement ; enfin on lui a donné plusieurs autres qualités qui en formeraient l'essence ; il n'existe guère, dans le système, de facultés plus mal définies. L'organe qui en est le siége existe à la partie antérieure, supérieure et latérale du front, où il produit deux proéminences bombées en segments de sphères.

N° 21. *Imitation, mimique.* Faculté d'imiter selon les uns, et, selon les autres, faculté « d'exprimer, par les gestes, par les différents mouvements du corps et par les inflexions de la voix, les affections, les émotions et les passions qui se passent dans notre intérieur. » — Siége entre les organes de la bienveillance et du merveilleux, et forme une proéminence en segment de sphère.

N° 22. *Individualité* (Spurz.). Sens qui nous donne le pouvoir de distinguer un individu d'avec un autre, un objet d'avec un autre, sans en rechercher les attributs, sans s'occuper de leurs propriétés. — Situé à la partie moyenne et inférieure du front, entre les deux sourcils.

N° 23. *Configuration* (Spurz.), *mémoire ou sens des personnes* (Gall). Pouvoir de saisir et de se rappeler les formes extérieures des corps, personnes ou choses. Cette faculté est indispensable aux artistes qui s'occupent essentiellement des formes; c'est aussi cette merveilleuse faculté qui nous fait reconnaître nos parents et nos amis, et qui nous fait nous distinguer nous-mêmes de nos voisins et des objets qui nous entourent, du fauteuil sur lequel nous sommes assis, de la table sur laquelle nous écrivons, etc. — L'organe est situé un peu au-dessous du précédent, à l'angle interne de l'arcade orbitaire ; lorsqu'il est très-développé, la partie interne de l'orbite s'abaisse, et pousse l'œil en bas et en dehors. L'œil, ainsi déjeté et relevé du côté externe, ressemble à celui des Chinois, et c'est probablement pour cela que Gall attribue à ce peuple tout entier la faculté de se distinguer réciproquement les uns des autres et se rappeler cette distinction.

N° 24 *Étendue*. Faculté de mesurer l'étendue, d'apprécier les distances, de saisir habilement la perspective et se complaire dans ces observations. Quelques phrénologistes ne regardent pas cette faculté comme suffisamment démontrée. — Siége, comme le précédent organe, à la partie interne et supérieure de l'angle de l'œil en dehors de l'organe précédent.

N° 25. *Pesanteur*, *résistance* (Spurz.), *tactilité* (Fossati). Organe situé dans le sourcil en dehors du précédent. « Faculté cérébrale destinée à percevoir et à juger les sensations principales du toucher. » Foss., *Manuel*, p. 413. — Cette faculté est, au toucher, ce que celle de la musique est à l'ouïe, celle du coloris à l'œil, celle de l'alimentivité au palais et à la langue. L'odorat attend son organe cérébral.

N° 26. *Coloris* (Gall et Spurz.). Saisir les couleurs, en distinguer les nuances, se délecter à l'aspect de couleurs disposées d'une manière harmonieuse, se complaire dans l'observation des couleurs et de leurs nuances, telle est la faculté primitive. Elle fait les peintres, les décorateurs, les modistes, les amateurs de fleurs, les émailleurs, les fabricants de tapis, d'indiennes, etc. — L'organe correspondant en dedans avec celui de la tactilité, en dehors avec celui de l'ordre, il forme, vers le milieu de l'arcade sourcilière supérieure, une proéminence bombée.

N° 27. *Localités*, *mémoire des lieux*, *sens des localités*, *sens des rapports de l'espace*. Faculté de s'orienter, de reconnaître les lieux parcourus : chez certains animaux, faculté de revenir à leur gîte à travers des chemins qu'ils n'ont même jamais suivis. Les ingénieurs topographes, géographes, les astronomes, les grands joueurs d'échecs, qui, selon Gall, peuvent se représenter un grand nombre de cases à la fois, les oiseaux qui émigrent, certaines espèces de rats sont tous pourvus de cet organe. — Situé à la partie antérieure et inférieure du front, entre les organes de l'éventualité et du temps.

N° 28. *Calcul* (Spurz.), *nombres* (Broussais), *sens des rapports des nombres* (Gall), *numération* (Fossati). Faculté de distinguer les nombres et de les combiner. Naturellement elle fait les statisticiens ; mais la phrénologie la fait aussi la compagne obligée de l'avarice. On prétend que la pie sait compter jusqu'à quatre, et, à ce propos, on cite un passage des *Lettres sur l'instinct des animaux*, par Georges Leroi. On pourrait aussi adjoindre à l'oiseau voleur la mouche, qui revient presque toujours deux fois dans le point d'où elle a été chassée. Il est bien entendu que la pie possède l'organe de la mémoire des nombres. Bientôt on nous le montrera sur le cerveau de la mouche; puisqu'elle a la faculté de compter jusqu'à deux, il faut bien qu'elle ait l'organe de la statistique. — L'organe se trouve à l'angle externe de l'œil, un peu en dehors de l'organe de la musique.

N° 29. *Ordre*. Amour de l'arrangement méthodique et de la disposition symétrique des objets matériels. La systématisation méthodique des idées appartient à une autre faculté. Cependant Broussais croyait « qu'elle dirigeait le philosophe, l'orateur, le poëte dans la distribution de leurs œuvres, et qu'elle empêchait les chevaux de manger l'herbe qui a poussé sur leurs défécations, tandis qu'ils broutent celle qui croît sur les excréments des vaches. » Page 573. Quelques phrénologistes font de cette faculté le principe de la propreté. — Situé dans l'arc sourcilier, entre le calcul et le coloris, au-dessous des tons; siége douteux.

N° 30. *Eventualité* (Spurz.). Situé à la partie moyenne du front, au-dessus de l'individualité, au-dessous de la comparaison. Cette faculté a pour objet de saisir les rapports des choses et d'apprécier le sens des événements. Tandis que l'individualité s'occupe des objets, l'éventualité va droit à l'acte; le domaine de l'une se trouve dans les appellations substantives, celui de l'autre dans l'action des verbes.— L'éventualité fait les conteurs aimables et les chiens savants, en les rendant éducables.

N° 31. *Temps* (Spurz.). Situé au-dessus des organes du coloris, de la pesanteur, au-dessous de celui de la causticité et, par conséquent, dans l'espèce de sillon qui surmonte le bourrelet supérieur de l'arcade sourcilière. — Cette faculté consiste dans l'appréciation de la durée du temps, soit d'une manière sentimentale, comme l'avance Broussais, soit par une comparaison avec les objets matériels et avec l'espace. Les phrénologistes pensent que sous l'influence de cette impulsion primitive se créent les musiciens qui jouent en mesure, les danseurs, les chronologistes, les faiseurs de vers. C'est cette influence qui fait marcher au pas les pelotons de conscrits, et qui apprenait à l'un des chevaux de Broussais l'*heure* de son cours (*sic*). Au fait, pourquoi cette pauvre bête n'aurait-elle pas su l'heure, quand la perruche de M. Vimont, toujours en vertu de la faculté du temps, savait qu'il fallait peu manger à son premier déjeuner, un peu plus à son second, et bien dîner à son troisième repas.

N° 32. *Mélodie, tons, musique.* Combinée avec la précédente, cette faculté complète le talent musical : en effet, elle nous rend aptes à sentir les sons, les apprécier, les juger et nous en souvenir. A ses divers degrés, elle constitue le plaisir de la musique, le talent de l'exécuter, puis celui d'en composer. — L'organe qui représente cette faculté existe à la partie externe et supérieure de l'orbite, où elle forme une proéminence considérablement bombée, qui s'élève en cône ou même en pyramide dont la base s'appuie sur l'œil. On rencontre cet organe chez tous les grands musiciens, chez Rossini, Paganini, Grétry, Rubini, Grisi, etc., et chez tous les oiseaux chanteurs. Les phrénologistes n'ont pas pu savoir au juste si l'âne, le bœuf, le cheval, le mouton et les autres mammifères sont bons musiciens et pourvus de l'organe. Du reste, c'est précisément cet organe qui fit croire à Broussais que Gall n'était pas un fou, et le convertit à la phrénologie.

N° 33. *Langage.* Perception et reproduction des sons articulés, appréciation de leur valeur. Certains phrénologistes pensent que cette faculté comprend non-seulement le langage, mais les hiéroglyphes, l'écriture et les gestes, c'est-à-dire tous les moyens d'expression de la pensée. — L'organe de la faculté du langage existe dans une circonvolution cérébrale couchée sur le plafond de l'orbite : si la circonvolution se développe en excès, l'œil se trouve porté en avant et quelquefois déjeté en dehors.

N° 34. *Comparaison, sagacité comparative.* « Cette faculté donne le pouvoir de saisir les ressemblances et les analogies, de connaître les rapports qui existent entre les objets du ressort d'une faculté perceptive avec ceux d'une autre faculté, entre une sensation et un objet matériel ; elle connaît l'identité, les différences et les similitudes. » Elle conduit au raisonnement, à la démonstration par comparaisons, par allégories, puis à l'abstraction et la généralisation. — Organe situé au centre du front, au-dessus de l'éventualité, au dedans de la causalité, où il forme une grande protubérance allongée ou rétrécie en bas en forme de cône.

N° 35. *Causalité* (Spurzheim), *esprit métaphysique* (Gall). Organe placé en dehors du précédent et formant, par son grand développement, deux proéminences bombées en segment de sphère. Il se trouve en rapport, par son côté externe, avec la gaieté, par son extrémité supérieure avec la mimique, et, par son extrémité inférieure, avec le temps. — Faculté de distinguer les causes des effets et, par conséquent, de remonter aux causes : satisfaction dans la recherche de la raison des choses. Le défaut de cette faculté laisse l'homme dans l'ignorance ou ne lui laisse apercevoir que des relations de juxtaposition, d'objet à objet ; son développement considérable conduit, au contraire, aux conclusions et à l'induction. Les animaux supérieurs, le chien en particulier, possèdent cette faculté. « Il devine l'enchaînement des causes et des effets dans la conduite de son maître, dans ses relations non-seulement avec lui, mais avec les personnes qui le fréquentent. » (Broussais.) De sorte qu'un chien sait quand son maître gagne ou perd à la bourse, quand il a fait une entreprise heureuse, quand il doit aller au spectacle, quand il reçoit une lettre, etc.

Spurzheim reconnaissait trente-cinq facultés que nous venons d'énumérer. Depuis, la science a marché, et divers organes ont pris droit de cité dans le système. M. Vimont en a découvert sept de plus. Bornons-nous à rappeler ceux qui ont été admis par la généralité des phrénologistes français. Ces organes ne portent pas de numéros spéciaux; on a coutume de les désigner par des X.

X. *Alimentivité.* Sentiment de l'appétit, choix de l'aliment, tels sont à la fois les phénomènes et l'impulsion de la faculté. L'alimentivité pousse l'enfant à saisir le mamelon et le petit poulet à ramasser le grain de blé. Trop développée, elle produit la gourmandise et la gloutonnerie. — Situé dans la fosse zygomatique, sous le muscle temporal, en avant et à l'extrémité de l'organe de la destructivité.

XX. *Biophilie, amour de la vie.* Attachement à la vie qui nous fait fuir sans raisonnement tout ce qui peut entraîner la mort et nous fait rechercher tous les moyens de conserver la vie. Les observations de M. Vimont tendent à faire placer l'organe dans la fosse zygomatique, au devant de l'oreille, par conséquent au-dessous de ceux de l'alimentivité et de la destructivité. Le siége des deux organes dont il vient d'être question est douteux : certains phrénologistes n'en reconnaissent même qu'un seul.

Après avoir exposé les principes généraux et la classification des facultés, il nous reste à faire la part de la critique. On peut se convaincre maintenant du but de la phrénologie, attaquant la division scolastique et lui en substituant une autre. Elever au rang des facultés les émotions et les impressions, et, pour cela, créer deux classes nouvelles,

les facultés instinctives et affectives; d'autre part, expliquer les talents spéciaux, les vocations, les monomanies, qui sont la représentation pathologique des uns et des autres; en un mot, donner la clef de chaque prédisposition individuelle, tel nous semble, d'une manière générale, le double but que le système a voulu spécialement atteindre. A-t-il réussi? Nous allons indiquer les résultats dus à ses efforts.

Les objections n'ont pas manqué. Elles sont de deux sortes : les unes sont relatives à la cranioscopie proprement dite ou partie matérielle de la science, les autres à la coordination des facultés.

§ X. Critique des propositions craniologiques.

I. *Crânioscopie.* Le cerveau se développe et pousse le crâne; celui-ci, cédant à l'impulsion, se laisse déprimer et forme bosse au dehors. L'appréciation du développement intérieur par le développement extérieur est donc possible : la phrénologie, rompant le cercle psychologique qui la retenait prisonnière, devient elle-même et se constitue. Voilà la théorie. On répond :

1° Il est bien vrai que le crâne se développe sous l'influence de la pression du cerveau; mais le crâne ne reproduit qu'imparfaitement la forme de cet organe. En effet, la boîte crânienne se compose de deux lames osseuses, séparées l'une de l'autre par un tissu osseux, médullaire, inégalement réparti; la surface intérieure représente seule la disposition de l'organe cérébral. — 2° Le développement du cerveau est variable dans les différents individus; bien plus, il varie d'un hémisphère à l'autre. Cette différence est constante, tellement qu'il est impossible de trouver un cerveau dont les parties symétriques soient semblables, et, par conséquent, les circonvolutions paires ne correspondent pas exactement aux parties identiques du crâne. L'irrégularité que nous signalons en ce moment n'avait pas échappé aux anciens, qui comparaient la forme extérieure du cerveau à la disposition essentiellement irrégulière du paquet intestinal. Willis alla plus loin, car il expliqua par cette irrégularité les variétés des manifestations des facultés. « *Incerta autem et quasi fortuita serie varie-gantur, ut fonctionis animalis exercitia sint libera et mutabilia, nec ad unum determinata.* » (*Cerebri anatome, cap.* x, in-4, 1664.) Comment avec de pareilles données établir une topographie exacte des facultés? — 3° Il n'est pas rare de trouver un côté de la tête plus gros que l'autre. Lequel choisir pour l'observation? Lorsque la faculté sera très-développée, prendra-t-on l'organe du côté le plus grand? si la faculté manque ou est faible, observera-t-on le côté le plus petit? — 4° Pour que la crânioscopie fût possible, il faudrait commencer par établir que le cerveau est réellement composé de plusieurs organes. Il entrait sans doute dans les vues de la phrénologie de faire croire qu'il en était ainsi, mais en pareille matière il fallait des preuves. Le cerveau est essentiellement constitué par une masse nerveuse continue, que l'on a essayé avec peu de succès encore de diviser même en grands faisceaux. Il est, au surplus, tout à fait impossible d'opérer d'une manière quelconque la délimitation nécessaire au système. — 5° Quand même on obtiendrait la division anatomique des circonvolutions que la phrénologie considère comme les organes véritables du cerveau, que ferait-on des circonvolutions cachées, de celles qui se trouvent à la base et entre les deux hémisphères? Il serait assez singulier que les circonvolutions cachées fussent seules sans emploi et que celles de la périphérie fussent seules chargées des fonctions mentales, le tout pour la plus grande gloire de la phrénologie.—6° Le système enseigne qu'un organe peut se développer en excès de manière à prendre la place de son voisin. Si cela est vrai, si l'économie topographique du système peut ainsi être changée par la nature, comment le savoir? Par le développement de la faculté? mais le système a justement la prétention de connaître la faculté par l'organe, la disposition mentale par la protubérance. — 7° Si plusieurs organes voisins se développent en excès, cela deviendra pour la phrénologie un empêchement insurmontable ou une planche de salut. Une faculté appartenant au groupe hypertrophié est-elle prédominante, la phrénologie triomphe et montre l'organe; la faculté manque-t-elle, la phrénologie triomphe encore et dit que les organes voisins sont seuls développés. Demandez-lui la raison de son choix, elle ne peut vous le dire.—8° A l'occasion du développement partiel des masses cérébrales, rappelons que les animaux ont un cerveau propre et caractéristique de l'espèce. L'anatomie comparée s'efforce de montrer l'analogie qui existe entre les cerveaux différemment organisés, tâche difficile même à l'autopsie; à plus forte raison, tâche plus difficile encore quand il s'agit d'examiner l'extérieur à travers les crêtes osseuses, les sinus, la peau, les masses charnues, les poils, les cornes, etc. Ces difficultés n'ont pas arrêté la phrénologie. Gall, prenant au hasard l'une des proéminences du cerveau d'un animal quelconque, en fait, selon le besoin de la doctrine, tantôt l'organe d'une faculté, tantôt l'organe d'une autre faculté. « C'est ainsi que toute l'extrémité antérieure du cerveau devient successivement, suivant que cela est nécessaire, l'organe de la mémoire des lieux, celui de la mémoire des choses, celui de la musique, celui du talent de construction. C'est ainsi que la partie latérale est indistinctement, suivant l'espèce animale à laquelle on a affaire et la faculté qu'il s'agit de pourvoir, l'organe de l'instinct carnassier, celui de la ruse, celui de la propriété, celui de la circonspection; c'est en vertu du même procédé que la partie postérieure du cerveau est attribuée tour à tour aux organes de l'amour des enfants, de l'attachement, de la rixe et de l'instinct des hauteurs. » (LELUT, *Rejet de l'organologie phrénologique*, p. 49.) De tout cela il faut conclure d'abord que la crâniologie comparée, telle qu'on nous la donne, est mal faite, puisqu'elle est impossible même sous le point de vue anatomique. La fixation des parties similaires dans toutes les espèces la rendrait seule praticable. — Nous venons de dire que la crâniologie est à la fois inutile et impossible; une observation, due aux phrénologistes, mettra mieux encore cette impossibilité en relief. — 9° Toutes choses égales d'ailleurs, l'organe le plus grand est le plus fort, mais le degré d'activité peut intervertir cette loi. Cette observation est une véritable condamnation du système. Si l'organe peut, ou non, être développé sans que la faculté en souffre, la connaissance de l'homme intérieur par l'homme extérieur devient impossible, et la phrénologie n'est plus qu'un jeu d'esprit fondé sur le doute. — 10° Le système prétend cependant que les notions qu'il possède sont dues à l'observation empirique, et il insiste sur la valeur de ces notions. La coexistence *constante* d'une bosse quelconque avec une faculté ne prouverait nullement une relation nécessaire entre l'une et l'autre. Le cervelet existe constamment chez les musiciens, les peintres, les philosophes, les hommes entraînés par le penchant à la rixe, etc., et cependant nul n'est disposé à concéder au cervelet les facultés des tons, du coloris, de l'esprit métaphysique, de la combativité, etc. — 11° Si la coexistence constante ne prouve pas une relation nécessaire entre l'organe et la faculté, à plus forte raison cette relation sera-t-elle douteuse, insignifiante même, si elle n'existe que dans un certain nombre de cas; or l'expérience prouve qu'il en est ainsi. — 12° Avant d'admettre la corrélation des facultés avec les organes, il fallait d'abord définir nettement ce que l'on entend par facultés et organes. Fondée sur une prétendue méthode empirique, l'organologie n'a pu s'appuyer, en réalité, que sur des observations incertaines, peu nombreuses, réfutables; bien plus, elle est venue se briser contre des impossibilités avouées par elle.

Nous pourrions, pour démontrer le vide du système et la nullité des preuves organologiques admises par lui, les reprendre une à une, dans chaque organe considéré séparément, et les réduire à leur valeur, c'est-à-dire à néant. Qu'il nous suffise de rappeler les travaux de M. Lelut sur un organe que le système considère comme un des mieux prouvés. Cet observateur habile prouve, de son côté, contre les assertions de Gall, que l'organe de la destructivité est plus développé chez les animaux qui n'ont pas l'instinct carnassier, et qu'il est à peu près également développé chez les voleurs-homicides et chez tous les hommes. — Maintenant il nous reste une tâche importante à accomplir; nous avons à montrer des impossibilités nouvelles, tirées non plus de l'organologie, mais de la psychologie elle-même.

§ XI. Critique des principales propositions psychologiques.

II. *Critique des facultés.* Nous avons indiqué précédemment les vices principaux de la notion de faculté telle que la comprend la phrénologie ; ajoutons actuellement que ces vices ne lui avaient pas échappé. En effet, elle a eu soin d'accorder à chaque division acceptée par elle, c'est-à-dire à chacune de ses facultés, des attributs généraux qui ne sont, à bien dire, que la représentation des facultés de l'ancienne psychologie. Rien n'était donc plus simple que de créer des facultés, puisqu'on supposait que chacune d'elles possédait en soi les éléments propres à son action : aussi le système ne s'est-il pas fait faute de ces créations, et chaque jour en voit paraître de nouvelles.

De plus, la phrénologie a créé des facultés qui ont pour objet non pas de venir en aide aux autres facultés par association, mais bien de faire un avec toutes les facultés considérées séparément, de telle sorte que certaines facultés phrénologiques ne sont ou ne devraient être, du point de vue même de la phrénologie, que des attributs généraux. Nous prendrons, par exemple, l'*habitativité* (*concentrativité*), dont le rôle actif est de continuer l'action des facultés, c'est-à-dire de leur donner l'énergie nécessaire pour prolonger leur action; nous citerons encore la *fermeté*, considérée comme une qualité des facultés intellectuelles et affectives. Aux instincts et aux sentiments on avait accordé l'intelligence, la mémoire, le jugement, etc.; aux facultés intellectuelles on avait accordé les modes affectifs du plaisir, de la douleur et de la passion. La création de ces facultés-attributs complétait le système; la confusion arriva à son comble.

Si, nous plaçant dans l'opinion phrénologique, nous voulions examiner en détail les facultés comprises dans le tableau psychologique et les soumettre à une analyse rigoureuse, nous trouverions, comme tous ceux qui se sont occupés d'une pareille tâche, beaucoup de prétendues facultés qui devraient être rayées du cadre, et d'autres, au contraire, qui devraient y être ajoutées. Mais, ainsi que nous l'avons dit plus haut, ces différences ne seraient saisissables que par l'analyse : or nous ne pouvons aborder un sujet si compliqué, cela dépasserait les bornes qui nous sont imposées.

Toutefois montrons une lacune que le système, sous peine de se voir condamné comme illogique, est obligé de combler.

Toutes les manifestations de la vie, disent Gall, Spurzheim et les docteurs du système, sont des facultés. S'il en est ainsi, pourquoi n'acceptez-vous pas la *respirabilité*, que propose M. Imbert, de Lyon, la *masticativité*, la *nutritivité*, la *circulativité*, la *marchivité*, la *trottivité*, la *coursivité*, la *sécrétionivité*, l'*excrétionivité* et tant d'autres, que nous proposerions si nous avions l'honneur d'être disciple de Gall ? Pourquoi ? Est-ce que, par hasard, ces facultés ne valent pas l'alimentivité? Nous les recommandons à l'aréopage phrénologique.

Du reste, nous abandonnons sans peine cette critique de détail, puisque nous voulons essayer de démontrer que deux des classes admises par le système se composent d'une série de manifestations à la fois réductibles et secondaires et, par conséquent, ne méritent pas le titre de facultés.

Nous pensons que les facultés rangées dans l'ordre des instincts et des sentiments sont constituées par une combinaison de deux éléments, une émotion et une idée. L'une et l'autre peuvent exister séparément, mais l'une et l'autre sont nécessaires pour compléter l'instinct et le sentiment. Avant d'aller plus loin, nous devons rappeler que nous parlons de l'instinct considéré dans l'homme et non pas dans la série animale. En effet, les instincts dans l'espèce humaine perdent, dans un assez grand nombre de cas, leur cachet de puissance aveugle, fatale, relevés qu'ils sont et ennoblis par l'intervention de l'intelligence. Pour mieux faire comprendre notre pensée, nous allons choisir au hasard quelques exemples.

L'*alimentivité* passe, en phrénologie, pour bien prouvée, sinon du point de vue organologique, au moins du point de vue psychologique. Or comment cette faculté entre-t-elle en action? Un sentiment spécial, connu sous le nom de *faim*, se fait sentir à la région épigastrique. Ce sentiment provoque certaines idées dont l'intelligence devient à la fois la dépositaire et la maîtresse. Alors le penchant est complet, parce que l'émotion viscérale, propagée jusqu'aux centres nerveux, a sollicité une idée qui est indépendante de l'émotion elle-même. Dans ce cas, l'idée a suivi l'émotion ; par conséquent, ces deux choses, bien que réunies plus tard, étaient donc, dans l'origine, tout a fait distinctes. Mais une autre observation sert de contre-épreuve à celle-ci et la confirme. Le gastronome, qui hante les tables chargées des mets les plus délicieux, reste toujours insatiable; il mange non pour assouvir sa faim, mais pour satisfaire son penchant à la gourmandise, et il mange jusqu'à lasser l'appétit. Pour obvier à la paresse de l'estomac, son imagination entre en frais; il invente des ragoûts plus stimulants, des mets plus exquis, afin de provoquer le sentiment de la faim qui lui fait défaut. Dans ce second cas, l'émotion a suivi l'idée, par conséquent la séparation est évidente et facilement saisissable. — Prenons un autre exemple; voici deux personnes : l'une, jeune et douce enfant atteignant à peine l'adolescence, ignorant le monde, s'ignorant elle-même, se sent prise d'une agitation intérieure qu'elle ne peut définir, et qui pourtant est sans objet. L'autre, ayant laissé déjà loin derrière elle le printemps de la vie, ayant épuisé la plupart des sources des félicités humaines, et pourtant ne voulant pas renoncer encore à un rôle que la nature lui arrache, affecte les sentiments les plus vifs. Sa parole, son regard, sa démarche, son geste, ses airs, tout en elle dénote la passion, exprime le sentiment. Eh bien, reprenez ces deux femmes et soumettez-les au creuset de l'analyse psychologique ; vous trouverez, dans la première, les mystérieuses impulsions de l'organisme constituant l'émotion, mais seules et non accompagnées de l'idée ; elle a la tête vide, mais son cœur déborde. La seconde, au contraire, présente tous les caractères extérieurs de la passion, elle en simule les apparences intellectuelles; pénétrez plus avant, son cœur est vide, mais elle a l'imagination ardente et la tête en feu. Ni l'une ni l'autre ne possèdent le sentiment, bien que l'une et l'autre en possèdent une partie, c'est-à-dire l'un des éléments. Donnez à la première l'idée, à la seconde l'émotion, et vous aurez créé l'amour. Nous pourrions prendre séparément tous les penchants, toutes les passions, et démontrer qu'ils sont, comme les précédents, réductibles et décomposables en deux éléments. Nous pourrions aussi entrer dans le champ de la pathologie, dans lequel la psychologie a encore le droit de pénétrer ; là nous trouverions des malades nombreux travaillés par les émotions viscérales, se plaignant de *tristesse* sans cause, de *chagrins* sans motifs, de *peine* sans objet, etc. Nous pourrions, par opposition, citer les comédiens qui simulent, avec tant d'art, les passions les plus diverses, expriment les idées les plus variées. Nous démontrerions toujours, d'un côté, les entraînements viscéraux; de l'autre, les combinaisons intellectuelles. Les hommes réellement animés par la passion ou le penchant présentent seuls l'association des deux éléments dont nous parlons.

La phrénologie s'est donc fourvoyée en inscrivant sur une tête modèle les noms de ses facultés. Si, avec une mauvaise psychologie, elle n'avait pas trouvé les organes, siége de ses facultés, on lui aurait su gré de sa réserve; mais les systématiques ne s'arrêtent pas devant si petites objections. Ils étaient tombés dans l'erreur en regardant comme facultés des faits instinctifs et moraux, et, comme simples, des faits complexes; ils firent mieux en découvrant, chose merveilleuse! des *organes* qui n'existent pas et *ne peuvent pas exister*. Comment l'organe existerait-il quand la faculté manque? Il peut plaire à la phrénologie de déclarer que l'émotion et l'idée sont toujours réunies, qu'elles sont reléguées dans une petite bosse de la surface crânienne; elle peut trouver bon d'expliquer la participation du système nerveux viscéral, dans les actes compliqués du sentiment et du penchant, par les réactions, par les sympathies; ces hypothèses ne prévaudront jamais contre les observations contradictoires de la nature de celles citées plus haut.

Les talents spéciaux, les penchants, les inclinations, les aptitudes dont chacun de nous est pourvu sont-ils explicables par la théorie phrénologique? Oui, en apparence; mais prenons garde de confondre. Le système a inventé des mots pour exprimer la chose; il n'a rien expliqué. Au surplus, le système aurait dû suivre en pareille matière l'exemple de la physiologie. Beaucoup de personnes ont un goût déterminé pour un aliment et une répugnance invincible pour tel autre aliment; est-il venu à l'esprit des physiologistes d'inventer différentes espèces de digestions? Une science s'enrichit d'un fait inexpliqué, elle s'appauvrit toujours en accueillant un fait mal interprété. Rejetons donc les explications par hypothèse.

M. E. Géruzez croyait que l'existence du *moi* était le seul fait que le doute ne pouvait entamer; il avait compté sans la phrénologie. Celle-ci, en effet, a protesté implicitement contre l'existence du *moi*, en affirmant que toutes les facultés étaient des centres d'action spéciaux, ayant en elles-mêmes leur raison d'être. Elle nie le *moi* un et identique, mais, aberration incompréhensible! elle en accepte vingt-sept avec Gall, trente-cinq avec Spurzheim, trente-sept avec Broussais, enfin quarante-deux avec M. Vimont, et ajoutons qu'elle est prête à en accepter cent quand il plaira au premier venu d'en faire la liste. Gall s'est même exprimé à ce sujet avec une précision qui ne laisse aucun doute. « Chaque intelligence *individuelle* a son organe, etc. » (Cit. de M. Flourens.) La conscience, la mémoire, les perceptions, tous les faits de l'entendement s'élèvent pour témoigner de l'unité de l'âme. Que fait la phrénologie de cette idée, pour ainsi dire, de sens commun? Elle l'accepte en tant qu'expression d'une observation sincère et positive, puis elle la dénature en créant une ou plusieurs facultés de coercition. Cela suffit-il pour reconstituer l'unité et l'identité de l'âme? Non, sans doute; mais l'observation est bonne à enregistrer.

Admettre cette théorie, c'est avouer, implicitement au moins, qu'on sent le besoin de retourner à la psychologie des écoles, hommage tacite rendu à cette dernière.

Pour compléter la critique, il faudrait rappeler la manière dont le système explique l'attention, le désir, la passion, l'imagination, la volonté, le jugement, la raison, qu'il considère comme des modes d'action d'une ou de plusieurs facultés; la perception, l'affection qu'il considère comme mode de sentir d'une ou de plusieurs facultés. Il faudrait étudier les applications qu'il a faites de ses principes à la solution des questions morales, politiques, sociales et religieuses; aux idées, à la conscience morale, à la notion du devoir, aux peines et aux récompenses, aux obligations de l'homme envers ses semblables et envers Dieu, à la destinée de l'homme sur la terre et dans la vie future; il faudrait, en un mot, faire connaître l'opinion de la phrénologie sur l'homme considéré dans toutes les conditions possibles; mais c'est une tâche immense que nous ne pouvons aborder en ce moment.

Dr BOURDIN.

(Extrait de l'*Encyclopédie du XIXe siècle.*)

NOMENCLATURE DES ORGANES INDIQUÉS SUR LES DESSINS.

Penchants.

1 Amativité.
2 Philogéniture.
3 Habitativité.
4 Affectionivité.
5 Combativité.
6 Destructivité.
7 Secrétivité.
8 Acquisivité.
9 Constructivité.

Sentiments.

10 Estime de soi.
11 Approbativité.
12 Circonspection.
13 Bienveillance.
14 Vénération.
15 Fermeté.
16 Conscienciosité.
17 Espérance.
18 Merveillosité.
19 Idéalité.
20 Gaieté, esprit de saillie.
21 Imitation.

Facultés perceptives.

22 Individualité.
23 Configuration.
24 Étendue.
25 Pesanteur.
26 Coloris.
27 Localité.
28 Calcul.
29 Ordre.
30 Éventualité.
31 Temps.
32 Tons.
33 Langage.

Facultés réflectives.

34 Comparaison.
35 Causalité.

NOTA. X placé au devant de l'oreille correspond à l'*alimentivité* et à l'*amour de la vie*, organes douteux.

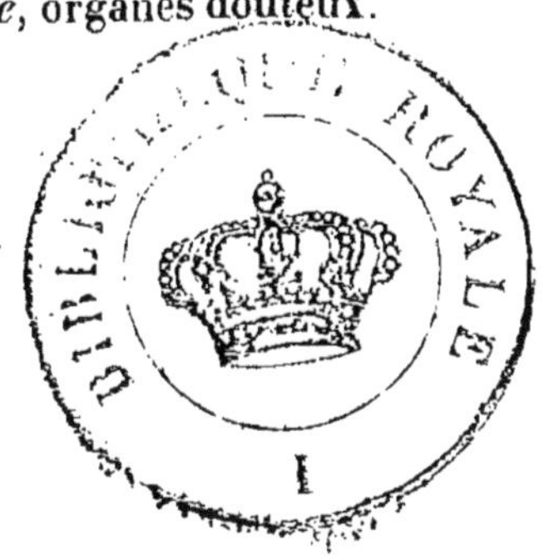

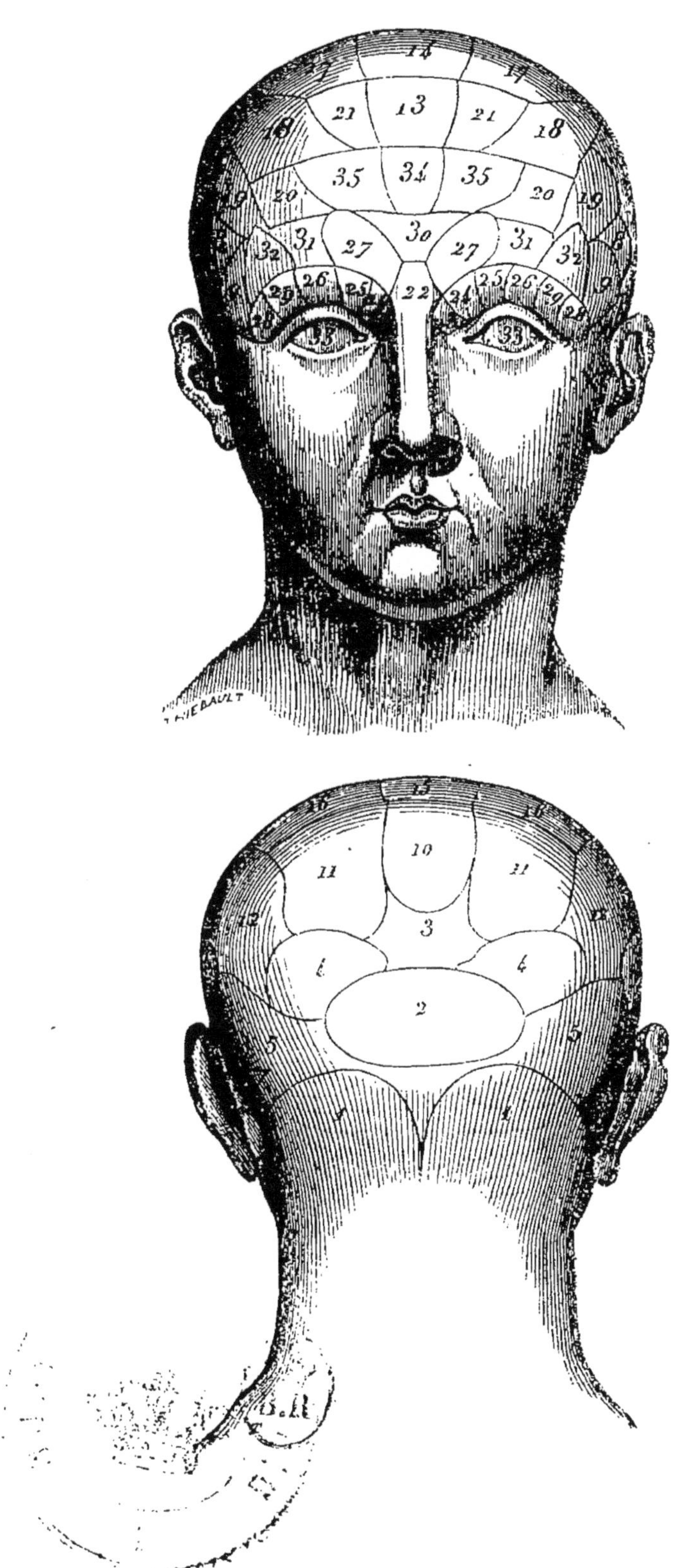

14
17
17
21
13
21
18
18
35
34
35
20
20
19
31
27
30
27
31
32
32
26
25
22
24
25
26
29
29
28
33
33
15
16
16
10
11
11
12
12
3
4
4
2
5
5
1
1

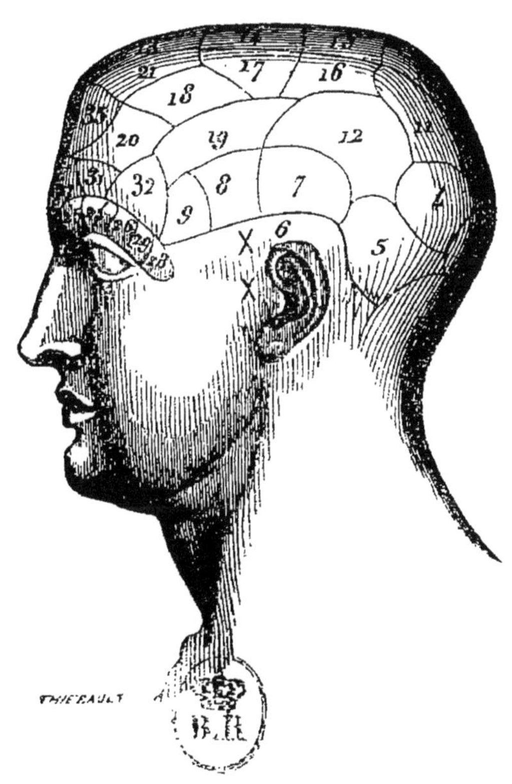
14
15
17
16
18
21
20
19
12
11
32
8
7
9
6
5

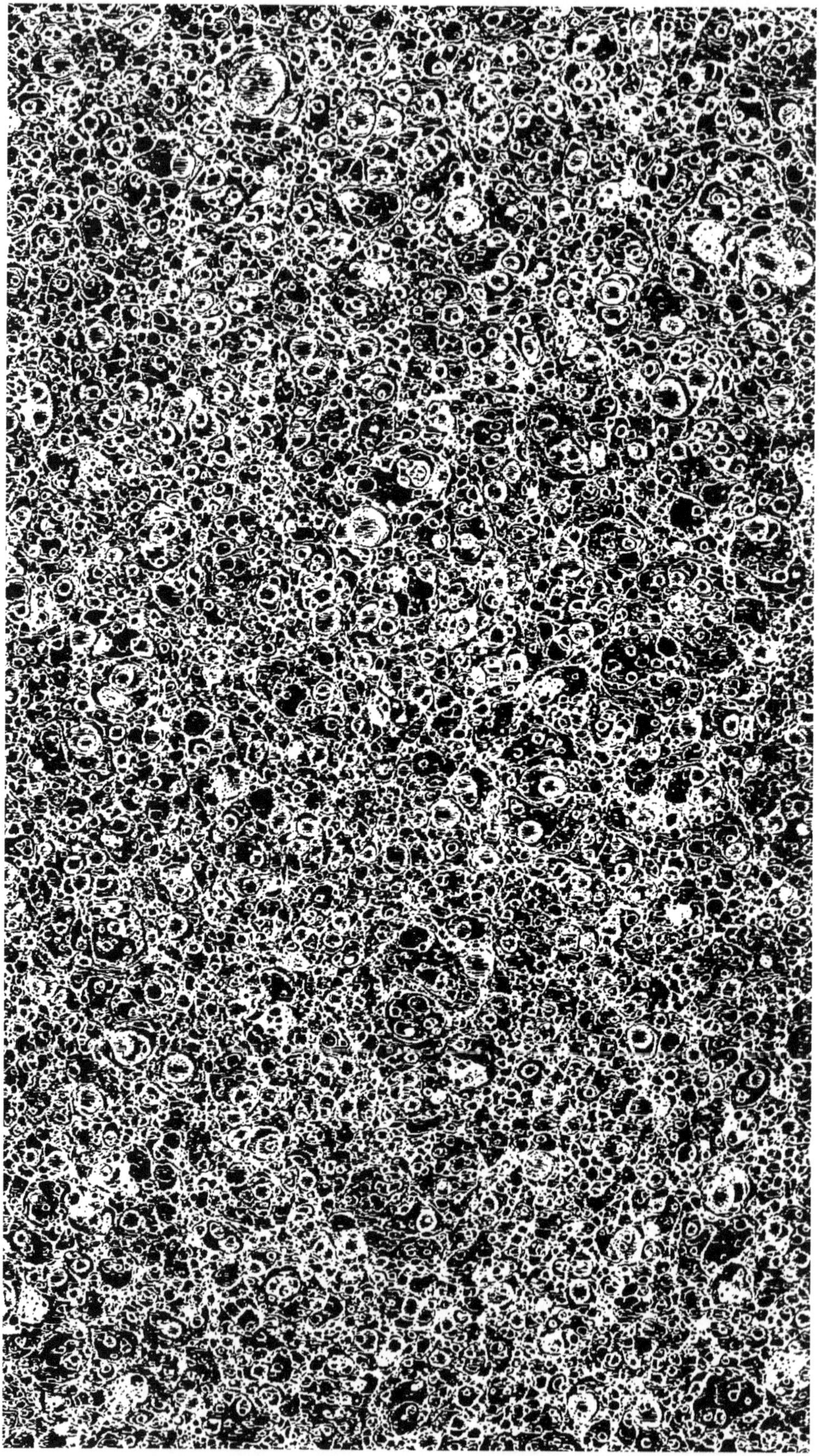

BIBLIOTHEQUE NATIONALE DE FRANCE
3 7531 00390656 8

www.ingramcontent.com/pod-product-compliance
Ingram Content Group UK Ltd.
Pitfield, Milton Keynes, MK11 3LW, UK
UKHW021006200726
13857UKWH00004B/1300

9 782012 971271